JN089809

ワースト添加物

これだけは避けたい人気食品の見分け方

加工食品ジャーナリスト
中戸川 貢
Mitsugu Nakatogawa

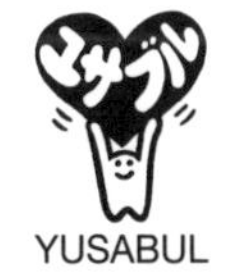

YUSABUL

◉はじめに

はじめに断っておきますが、本書は「添加物は一切避けろ」と主張する本ではありません。なぜなら、現代社会において添加物を一切避けることは時間的にも経済的にも無理があるからです。

出版社の社長が「ワースト添加物」というタイトルをつけたものですから、添加物批判本だと思われたかもしれませんね。ネットの書評は荒れるでしょう。中身をよく読んでいない人から、「エビデンスがなくウソだらけのエセ科学本」や「1日摂取許容量を知らんのか? 量の概念がなく、ただ添加物は危険だと消費者の不安をあおるだけの本」、「ゼロリスクはありえない! こんな本読んで信じたらコンビニで買うものがなくなるぞ」などと書かれそうです。いや、よくわかります。私も、国が認可した添加物は常識的な摂取量であれば人体に影響ないと思っているのです。

それでも食品添加物はできるだけ避けるべきだと思っています。しかしそれは添加物が危険だからではない。体内のミネラルやビタミンなどの栄養素が、添加物の対応に追われて消耗するからです。栄養不足による新型栄養失調で病気になってしまいます。栄養が足りている人はともかく、現代に多い外食がちな人、ストレスを抱えている人、運動不足の人、睡眠不足の人、そういう人は栄養不足な食生活になっていますから、添加物も気をつけましょうね、食品表示をよく見ましょうねという本です。

またいくつかの添加物は、消費者の方々が体にいいと考えて食べているにもかかわらず、健康に悪影響を与えることが報告されています。よかれと思い食べているのに、かえって不健康になるのは嫌ですよね。そんな食品の見分け方についても書いています。

オーガニックで完全無添加な志向の人からすれば、「もっと過激に添加物を批判してくれる本だと思ったのに、がっかりだ」と、失望させてしまうかもしれません。しかし添加物批判派の人は、コンビニやスーパーには行かずに、最初から自然食品店に行くからいいのです。

私は、少しだけ添加物を気にしはじめた人が「コンビニでお菓子を買うならこっちのほうがマシかな」と判断できたり、「スーパーの豆腐、この中から選ぶならこれかな」をお手伝いしたいと思っています。

ベストを追い求めるのではなく、まずはベターな商品選びができるようになれば、スーパーでの買い物が楽しくなります。この本も、楽しく読んでいただければ幸いです。

中戸川 貢

目次

第2章 ミネラル不足の危険性

第3章 避けたほうがいいワースト添加物ランキング……085

第4章 加工食品の選び方……143

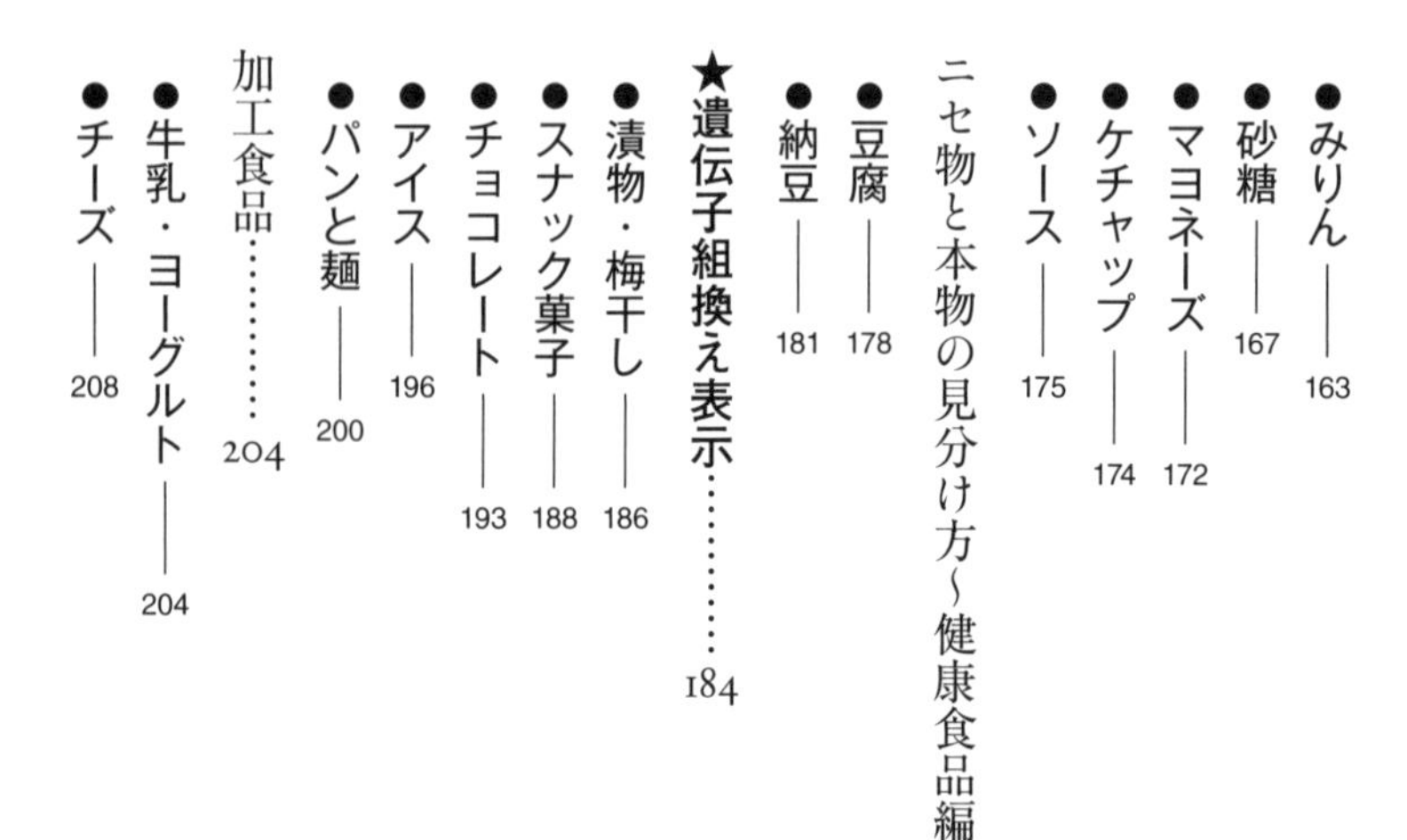

装丁：米谷哲也
本文デザイン：白根美和
帯写真：イデア・ごんちー・IYO／PIXTA

第1章

日本中 ニセ物食品だらけ!?

つい騙されてしまうニセ商品たち

本題に入る前に、コンビニやスーパーで売られている「卵によく似た何か」についてご紹介します。写真は、セブン-イレブンが2019年に発売した「カルボナーラパスタ❶」です。この真ん中に卵の黄身みたいなものが乗っかっていますが、表示の一番下をよく見ると「中心の卵黄のようなものは卵ではありません」みたいなことが書いてあります。「じゃあ、お前は誰だ！」という話です（笑）。

おもしろいからこれを買って、フライパンにあけてみました。**本物の卵の黄身と並べて加熱してみると、なるほどニセ物のほうは、加熱する途中で速やかにブクブク溶けていきました❷。コンビニの強いワット数の電子レンジで加熱したと**

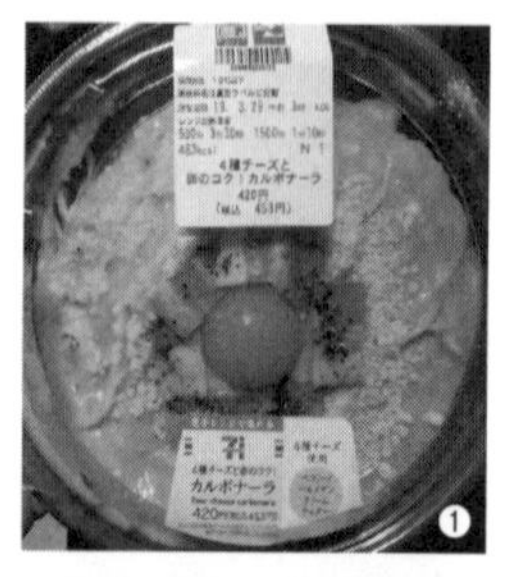

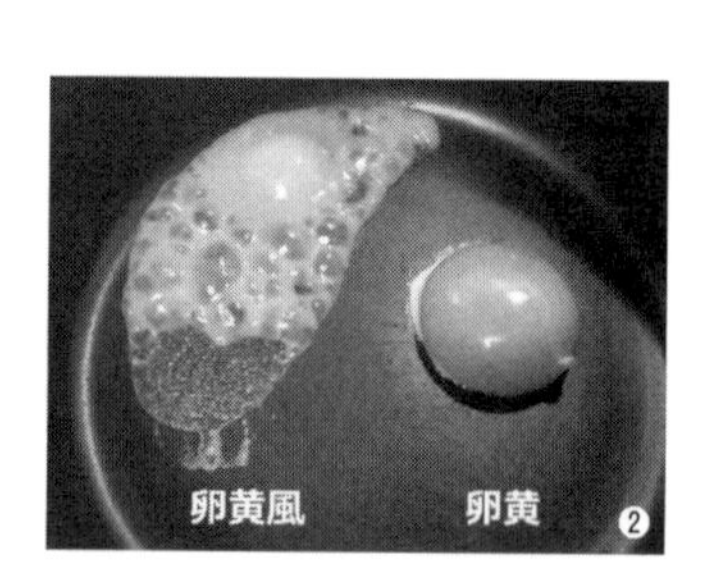

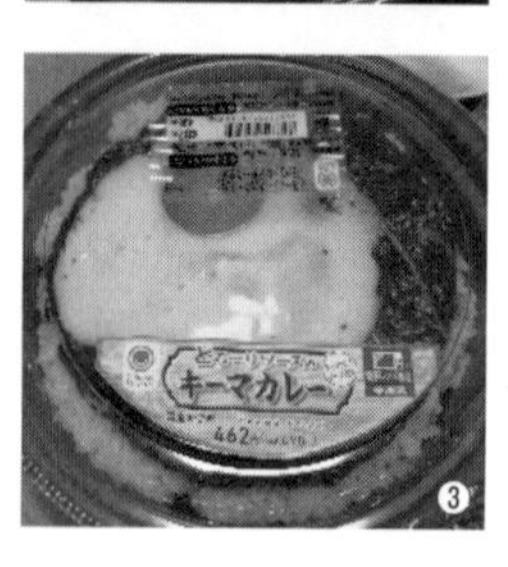

きに、爆発しないように上手に作ってあるニセ卵黄（卵黄加工品）だったのです。

同様に、ファミリーマートが2022年に発売した「キーマカレー❸」にも、卵黄加工品が載っています。さらに、スーパーの「スタミナ豚丼❹」にも使われています。みなさん、普通に卵黄だと思って食べているのでしょうね。なんと、楽天などの通販サイトでは、このような業務用の卵黄加工品が「ハーフたまご（半熟風）❺」という名称で売られているので、誰でも買うことができます。ファーストフード業界各社では、2022年秋に「月見バーガー」を販売していますが、あるユーチューバーの加熱実験によると、月見バーガーの中身の半熟卵を加熱しても、黄身が固まらないものがあったのです。**動画を見ると、マクドナルドだけが本物の卵を使用していて、ロッテリア、ケンタッキー、モスバーガーは「ニセ卵（卵加工品）」でした。**マクドナルドが一番ダメだと思っていた人は、少し反省しなければなりませんね（笑）。現代は、知らないうちに添加物がいっぱい使われている食品を手にする世の中だということです。

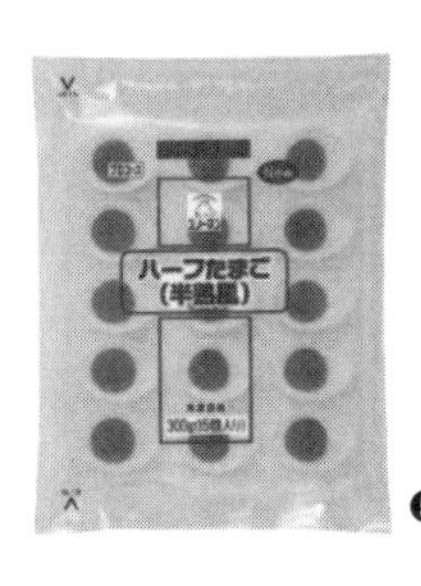

❺

あなたは何を見て商品を選びますか？

私は原材料表示を見て選びます。

　ですから、原材料表示のないハンバーガーチェーンやファミリーレストランが不安になります。原材料表示のあるコンビニ弁当のほうが、まだ安心できます。

　こちらはニセ物というわけではないのですが、勘違いしやすい商品ということでご紹介します。

　❻は、2015年に売られていた「四万十川産川のりだれ付納豆」です。大豆が四万十川、つまり四国産の大豆かと思ったら違います。輸入大豆でした。製造工場が四国なのかというと、それも違います。栃木県で製造しています。何が四万十川なのかというと、タレの「川のり」が四万十川産なのです。それなら「川のり風味」で美味しそうじゃないか！　と思ったら、それも違います。「しそ風味」と書いてあります（笑）。

　❼は、パックご飯「ふっくらつや炊き」です。「米どころ魚沼の…」と書いてあるので魚沼産のお米かな？　と思ったら違いま

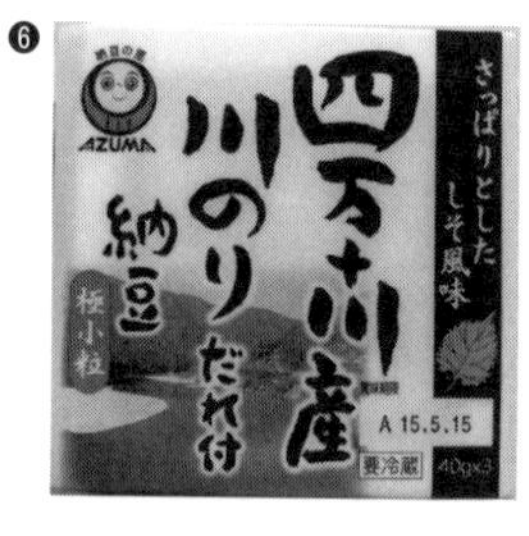

❻

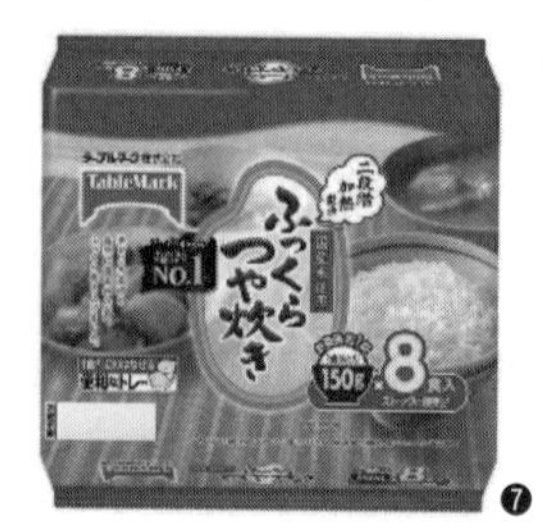

❼

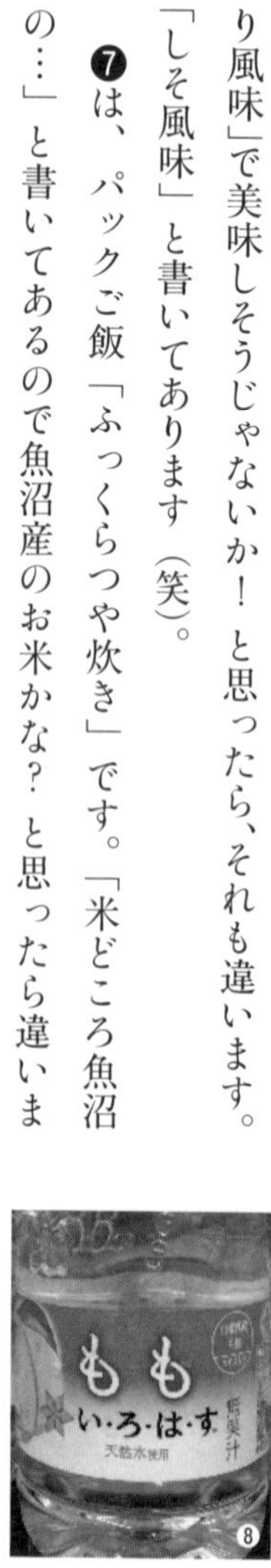

❽

す。よく読むと「米どころ魚沼の自然に育まれた水で…」と書いてあります。魚沼の水で炊いただけでした（笑）。

❽は、清涼飲料水「い・ろ・は・す　もも」です。ラベル右上に「山梨県産白桃」と書いてありますが、その下に「無果汁」と書いてあります。無果汁なら、桃の産地はどうでもいいです（笑）。

❾は「1兆個すごい乳酸菌」というドリンクです。通販サイトに「ヨーグルト100個分」と書いてあったのですが、原材料表示を見ると「乳酸菌粉末（殺菌）」と書いてあるのです。乳酸菌、死んでました（笑）。死んだ乳酸菌も健康効果はあるのですが、ヨーグルト100個分と書いてあると、生きた乳酸菌が摂れると勘違いしそうです。

勘違いを防ぐために、表示はよく読みましょう！

いまや添加物は必需品⁉

みなさんは「食品添加物」と聞いてどんなイメージを持たれているでしょうか？「健康

には害がないし、厚生労働省も認めているのだから安全でしょ？」「スーパーやコンビニにある加工食品にはほとんど添加物が使われているし、避けようがないので気にしません」という人が大半で、「子どもが小さいのでなるべく添加物の少ないものを選んでいます」「添加物は体によくないと聞くので、うちは無添加やオーガニックにこだわっています」などそれぞれご意見があるだろうと思います。

忙しい現代人にとって、日々の食事が便利、安い、美味しいと三拍子そろい、手軽にできるのであれば、添加物入り食品も仕方のないことかもしれません。ですが、もう一歩踏み込んで考えていただきたいのです。私たちの健康を考えたとき、体を作るものは水と食事です。私たちの体は食べるものでできています。あらゆる代謝が日々体の中で行われて、はじめて命を継続することができます。その命をまたその次の世代へとつないでいく。

私はさまざまな食品メーカーに勤めていた経験から、食品添加物による弊害や製造に携わる者としての責任を強く感じるようになりました。

日本という国は、添加物も農薬も「明らかな危険性」がない限り、使用禁止にはなりません。一方、ヨーロッパ諸国は「明らかな安全性」がない限り、使用できません。この違いは大きい。私たち一人ひとりがしっかりと確かな情報を知っておく必要があると思います。そのためのこの本です。

添加物が多く使われていることで有名なコンビニ弁当ですが、スーパーのお惣菜だって、ファミレスのランチだって、負けていません。

添加物は完成した加工食品を見ただけではわかりません。裏の食品表示を見ても、省略や一括名表示などいくらでも隠してしまえるルールが存在します。安全そうな添加物名の中に危険な添加物が隠れていることもよくあります。つまり、いくらでも「無添加」を装うことができるのです。

そもそもなぜ、添加物を避けたほうがいいのか。

添加物の弊害としては「発がん性」「アレルギー性」「遺伝毒性」、近年では後述しますが新型栄養失調とも関係していると思われる「腸内細菌への悪影響」「ミネラル不足」などがあり、すぐに発症するものから10年、20年先のリスクまで懸念されています。特に子どもへの影響は計り知れないものがあるのではないかともいわれているのです。

一つひとつは微量でも、一つのお弁当に150～200種類の添加物が使われていると聞くとひるみませんか？　ただ、この添加物天国・日本でこの添加物を徹底的に避けるのは金銭的にも精神的にもかなり負担が大きい。

そこで私は、これだけは極力避けてほしいワースト添加物を提示しています。詳しくは

第3章でお話ししますが、その前に、スーパーで買える食品の問題点についてまずはお伝えしたいと考えています。また、**私は添加物の大きな問題点は、体の「ミネラル不足」を招くことだと常々話しています。そして添加物の弊害を極力少なくするために、「ミネラルの補給」をみなさんに提案しています。**

添加物はただちに健康に影響はありませんが、摂ると体内のミネラルがその分解、代謝、解毒に使われてしまうので必要なミネラルをかなり消耗します。添加物は化学物質なので、体としては余計な成分は解毒、排出したいわけです。そこで重要なミネラルが使われてしまいます。ですからミネラルを補って食べることで、添加物だらけでもその悪影響を最小限にすることができます。

私は普段、何もしたくないときはカップラーメンにゆで卵を入れたり、煮干粉を振りかけたり、野菜ジュースを一緒に飲んだりしてミネラルを補充します。

地方へ出張に行くと、コンビニ弁当と一緒にアーモンドフィッシュや添加物の少ない青魚の缶詰を選びます。どこにいてもいつでもミネラルは補充できます。

それではまずスーパーで買える食品の問題点として、無添加表示や健康食品のウソについて見ていきましょう。

無添加のウソ

2022年3月末に消費者庁が策定した「食品添加物の不使用表示に関するガイドライン」で「無添加」「合成着色料不使用」「人工甘味料不使用」「化学調味料不使用」などの表記ができなくなりました。いままで何となく「無添加」がいいと思って買っていた人も、どれが「無添加」なのかパッと見ただけではわからなくなります。消費者にとってはわかりにくいと感じる人もいるでしょうし、団体によってはせっかく「無添加」食品を、信念を持って作っているにもかかわらず表示できないなんてと、ガイドラインに異議を唱える団体もあります。つまり、食品裏にある表示をしっかり見なくては「無添加」を判別できなくなってしまったのですね。

困りますか？　そう、困る人もいるでしょう。ですが、私はむしろこれでよかったと思っています。いままであいまいな無添加表示があまりに多すぎると感じていたからです。「無添加」「不使用」だから安全な食品だという思い込みや添加物が入っているから危険と安易に考えていた人も、その食品が本当に「安心して食べられるもの」かどうかは食品裏の原材料表示をよく見なくてはわかりません。

それなのに、「無添加」と書いてあるだけでたいていの人は、「安全なもの」という認識でスーパーのかごに入れてしまいます。この「無添加」には、本当に食材だけで作られたものとそうでないものがあります。

原材料表示の見方を知って、消費者一人ひとりの責任で食品を選ぶことが、健康的で楽しい食卓につながっていきます。

今回のガイドライン変更は、みなさんがいま一度、食卓の意味を考えるよい機会ではないでしょうか。

ここで簡単に食品添加物についてご説明します。

食品添加物とは国で定められた「指定添加物」「既存添加物」「天然香料」「一般飲食添加物」のことを指します。その中でよく問題視されるのは合成添加物（現在は天然添加物もあり）を含む「指定添加物」ですね。というのは「既存添加物」「天然香料」「一般飲食添加物」は天然由来のもので、食歴史も長いので比較的リスクの少ない添加物と考えられるからです。

「無添加」表示はこれらの「食品添加物」に指定されている添加物が入って〝無〟いということです。**ところが、「食品添加物」には指定されてはいませんが体に負担がかかる「食**

品扱いの添加物」や、その添加物の代用品を使っているという商品も非常に多いのです。つまり、「無添加」の抜け穴は添加物表示の抜け穴でもあります。

中でも私が特に気をつけている「食品扱いの添加物」は次の2つです。

たん白加水分解物

「無添加」表示の商品によく含まれている「たん白加水分解物」は別名アミノ酸液と呼ばれています。大豆、トウモロコシ、小麦などの食品素材から作られる人工的なうま味調味料です。しかし、具体的に何のたんぱく質かは不明（表示義務がない）ですし、天然由来だから安全だというわけではありません。たん白加水分解物はぶつ切りたんぱくで、みじん切りたんぱくの化学調味料（グルタミン酸ナトリウム等）よりも分子量、分解具合が中途半端なので、胃でも消化されず腸の炎症部分から不法侵入しアレルギー症状が出る人もいます。消化がしっかりできる人は問題ありませんが、病気のある人や消化が弱い人は特に注意しなければならないものです。

ちなみに、「たん白加水分解物」が化学調味料よりも怖いとはもう15年ぐらい前からいわれていることです。

たんぱく質を酸で加水分解する際に不純物として発がん性物質が生じてしまう可能性があるからです。「化学調味料不使用」と表示されていても、添加物扱いのうま味調味料が使用されていないだけで、たん白加水分解物が使用されていれば、食品扱いの人工的なうま味調味料は「使用されている」と考えられます。

酵母エキス

酵母エキスについても簡単に説明しましょう（詳しくはＰ１２５参照）。

酵母エキスは、自然な作り方のまともな酵母エキスと、化学調味料そっくりの酵母エキスがあります。ところが表示はどちらも「酵母エキス」なので、原材料表示では判断できません。

化学調味料そっくりの酵母エキスには、グルタミン酸ナトリウムを含有しているものがあり、「化学調味料不使用で作りたいけど、化学調味料みたいな強いうま味が欲しい」ときに使われます。

それなら「酵母エキス」という表示をすべて避ければいいと思うかもしれませんが、酵母エキスは添加物ではないので、さまざまな原材料表示に隠れています。例えば「昆布エキス」「かつお節エキス」「しいたけエキス」「つゆ（小麦・大豆を含む）」などの表示にも、酵母エキスやたん白加水分解物が隠れている可能性があります。

「化学調味料」と「酵母エキス」と「たん白加水分解物」の3つは、加工食品に多用される人工的なうま味調味料で、私は「味覚破壊トリオ」と呼んでいます。このうち化学調味料は添加物なので、表示免除されることなく「調味料（アミノ酸等）」と書かれることが多いのですが、食品扱いの酵母エキスとたん白加水分解物は、表示を免除されることが多いです。

そのほか、食品扱いになっているけれどちょっと嫌だなと思うものは、ショートニング、マーガリン、果糖ぶどう糖液糖などあります。いずれも「安心できるものを厳格に追い求める人」は避けるべきですが、それほど神経質になる必要はありません。これら「食品扱いの添加物」については第3章で詳しくお話しするとして、ここではとにかく注意してほしいこの2つです。

実際に、添加物自体、食品表示法によっていくらでも隠せてしまえる（P28参照）ので、食品表示だけでは読み解けない添加物が使われていることが多いというのが現状です。**「たん白加水分解物」「酵母エキス」は原材料表示で見分けることは難しいのですが、**

化学調味料と同類の人工的なうま味調味料なんだということを知っておいてほしいと思います（P120も参照）。

消費者庁のガイドラインで、「人工」「合成」「化学」「天然」と添加物を組み合わせた用語は不適切であるという指針が示されました。「人工甘味料」「合成保存料」「天然着色料」といった用語は使えなくなります。「化学調味料」という用語も不適切なので、「化学調味料不使用」という表記も不適切となりました。

今後は、化学調味料不使用をアピールしたい場合、「調味料（アミノ酸）不使用」と表記することになりそうです。しかし、ガイドラインでは、化学調味料と似た役割のうま味調味料である「たん白加水分解物」や「酵母エキス」を使用しておきながら、「調味料（アミノ酸）不使用」と表示することは不適切であるといった内容の指針も示されたので、今後は「○○不使用」といった表示そのものが減少していくと考えられます。

現状では「無添加」と表示しつつも実際には添加物が入っています。

次の着色料と保存料も「不使用」表示の商品をよく目にしますが、これらも注意が必要

です。

「合成着色料不使用」のホント

着色料には化学合成で作られる「合成着色料」と、動植物から作られる「天然着色料」があります。「合成着色料」は、石油から作るタール色素の危険性をよく耳にする添加物ですが、天然の着色料にも避けたいものがあります（P102も参照）。

コチニール色素のカルミン酸、ラック色素は天然着色料ですが、カイガラムシを潰した体液なので、アレルギー性が指摘されています。「虫なんか気持ち悪い！」と思っていても、真っ赤な口紅にも合成着色料とカルミン酸色素が入っています。

前述しているように、消費者庁のガイドラインで、「人工」「合成」「化学」「天然」と添加物を組み合わせた用語は不適切であるという指針が示されたため、「化学調味料」はもちろん、「合成着色料」や「天然着色料」という表記も不適切となります。赤色102号とかコチニール色素とか、物質名で覚えることが必要です。

「合成保存料不使用」のホント

「保存料不使用」という表記もよく目にします。保存料は、食品の腐敗や風味が悪くなる原因である微生物の増殖を抑えて、保存性を高める添加物です。

特に最近はコンビニでも「保存料・着色料不使用」とCMが流れていますが、「保存料」は入っていないけれども代わりに「日持ち向上剤」を入れています。

例えば、グリシン、酢酸ナトリウム、ビタミンB1など。「グリシン」もありふれたアミノ酸ですが、たくさん使うと微生物の増殖を抑えられます。

これらはそれほど危険ではありませんが、3つとも「日持ち向上剤」です。保存料ほどのパワーがあれば1種類で済みますが、パワー的にはそれぞれ弱いので3種類同時に使っていたりします（P106も参照）。

消費者庁のガイドラインで、日持ち向上剤を使った食品にも「保存料不使用」と表記するのは不適切であるといった指針が示されました。やはり今後は「保存料不使用」という表記は減少していくでしょう。

結局、「合成着色料不使用、保存料不使用、化学調味料不使用」と書かれた無添加表示にも、「食品扱いの添加物」が入っていることがあるので十分注意して、しっかり食品表示表を見る習慣をつけましょう、ということです。

もちろん「無添加」表示のあるものの中には、本当にきちんとした原材料で作られた食品もたくさんありますし、化学調味料や人工甘味料など添加物がこれでもかと入っている食品よりはマシです。ですが、「無添加」と書かれているからといって、本当に「無添加」かと問われればそうではないものもありますよ、ということです。

例えば、コンソメは「味の素」のコンソメを買っていたのが、マギーの無添加コンソメに買い替えたとしても、その「無添加コンソメ」にもいろいろ入っています。逆に味の素のコンソメよりもアレルギー性という点では、たん白加水分解物の入っているマギーの「無添加コンソメ」のほうが体に負担がかかることがあります。

「無添加」と表記されている商品のほうがリスクの大きいことがあるので、「無添加」と書いてあろうと裏の原材料表示を見てもらいたいのです。裏を見ないと何もわかりません。

まずは、私たち消費者一人ひとりが自分たちの口に入るものとして、体を作るものとして意識した食品選びができるようになることが大切です。

★加工助剤とキャリーオーバーと栄養強化目的〜表示免除のルール

私はこの本の中で一貫して、みなさんにはぜひ食品の裏側にある「食品表示」「原材料表示」をしっかり見ていただきたいとお伝えしています。しかし、これらを見てその食品で使われている添加物のすべてがわかるのかといわれれば、残念ながらわかりません。というのも、「食品表示法」のルールにより、添加物を使用していても表示義務のない、表示が免除される添加物があるからです。それが「加工助剤」と「キャリーオーバー」、「栄養強化目的」というルールです。

加工助剤とは、「食品の加工の際に使用されるが、（1）完成前に除去されるもの、（2）その食品に通常含まれる成分に変えられ、その量を明らかに増加させるものではないもの、（3）食品に含まれる量が少なく、その成分による影響を食品に及ぼさないもの」と厚生労働省のＨＰにあります。代表的なものに、プロセスチーズを製造する際に使われる「炭酸水素ナトリウム（重曹）」や、豆腐を製造する際の消泡剤としての「シリコーン樹脂」などがあります。

キャリーオーバーとは、「原材料の加工の際に使用されるが、次にその原材料を用いて製造される食品には使用されず、その食品中には原材料から持ち越された添加物が効果を発揮することができる量より少ない量しか含まれていないもの」（厚生労働省HPより）のことです。例えば、せんべいの醤油に含まれる保存料、ビスケットの原材料で使用されているマーガリンに使われていた乳化剤、ドレッシングの主要原材料であるサラダ油に含まれていた消泡剤としてのシリコーン樹脂、などがあります。

栄養強化の目的で使用されるものとは、栄養素を強化する目的で使用されるビタミン類、ミネラル類、アミノ酸類のことで、表示を省略できます。例えば、ペットボトルなどのお茶にビタミンCが入っていることが多いのですが、このビタミンCは酸化防止剤として添加した場合は表示しなくてはいけませんが、栄養強化の目的であれば表示しなくてもよいことになっています。

実は添加物入りだった生鮮食品

生鮮食品は本来、私の出る幕ではないのですが、最近はいろいろな工夫がなされているので、多くの人から質問を受けることが増えました。

「添加物は加工食品に使われるもの」と思われてる人もいるかと思います。ですが、実は**スーパーでは肉や魚の刺身などの生鮮食品にも添加物が使われていることがあります。**

魚の刺身などでよく使われているものとして、トロ加工は「植物油脂」や「魚油」、さらに保水性を高めてプリプリにするのが「pH調整剤」、それと色を鮮やかに保つために酸化防止剤として使われるのが「ビタミンC」や「ビタミンE」です。

牛肉などは産地の違う赤身と脂身をくっつける結着剤として「重合リン酸塩」、外国産牛肉の風味UPとしては国産の牛脂が使われたりします。赤身と脂身を酵素でくっつけたあと、離れずにプリプリにするために重合リン酸塩を使います。つまり、産地が2つ書いてある段階で「リン酸塩」の使用を疑うべきです。

「リン酸塩」について詳しくはあとでお話ししますが（P57参照）、この「リン酸塩」は私が現代の食事で気をつけてほしいと常日頃からお伝えしている添加物で、現代の食生活における「ミネラル不足」を引き起こす要因の一つです。

サイコロステーキなどは成形肉なので、加工肉と同様に添加物は当然のごとく入っています。「リン酸塩」の塊です。焼き肉屋などの外食で、ステーキや肉に「柔らかく加工」とメニューの端に小さい文字で書かれています。これも「リン酸塩」です。

ちなみに、みなさんが敬遠しがちな『マクドナルド』におけるビーフパティは鶏や豚やミミズを使っていない、なんと文字通り100%ビーフです。つなぎに「リン酸塩」も使わず、卵やパン粉も使わない無添加ビーフ、しかもグラスフェッドビーフなのです。マクドナルドであれば、鶏肉や豚肉のメニューではなく、ビーフパティのバーガーを選ぶことをおすすめします。

肉は飼育段階でもホルモン剤や抗生物質、抗菌剤の入った飼料や遺伝子組換え飼料、魚であれば養殖段階で合成飼料や抗生物質、病気予防や治療のための薬剤が使われている可能性もあり、その辺りも頭の片隅に入れて、魚なら「天然」、肉なら「グラスフェッド」「抗生物質不使用」と表記された食材をなるべく選ぶようにできたら素晴らしいですね。

★食品表示の見方

この本では、私が基本的に避けてほしい添加物と、どのような食品に気をつけていただきたいのかをご紹介しています。

「食品表示なんか見たことなかったわ」という人にとっては、慣れるまで面倒だなと感じるかもしれません。

たくさんある類似食品から一つを選ぶときに、まず見ていただきたいのが、「原材料名」です。避けたい添加物が使われていないか見てください。似たような商品でも、よく見ると使われている添加物に違いがあるものです。次に見てほしいのが「栄養成分表」です。意外に重要でして、主な栄養素がどのくらいその食品に入っているかを確認することができます。炭水化物の量やたんぱく質の量を見て、少しでもマシなほうを選びましょう。

目の前にある商品の中で、ベストな商品がなくても、よりベターな商品を選んでほしい。要は納得して商品を選んでいただきたいということです。

不健康なカロリーオフ商品、特定保健用食品（トクホ）、機能性表示食品の怖さ

近年、健康志向食品であるカロリーオフ、特定保健用食品（トクホ）、機能性表示食品の需要はますます高まっていますね。ちょっとお金を出してでも「いいもの」を買いたい、そういった消費者の消費行動を私は6パターンくらいに分類しています。「自然派」「健康派」「環境派」「ブランド派」「味覚派」「レト

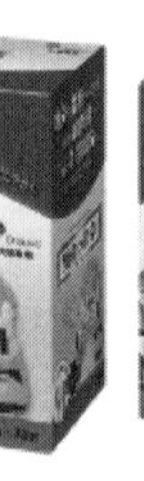

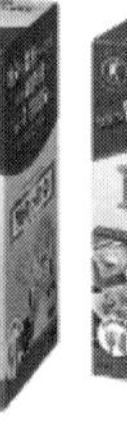

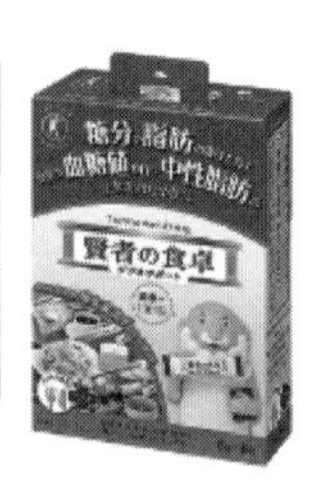

⑩

ロ派」。

この中の「健康派」の人たちがカロリーオフ商品や、特定保健用食品（トクホ）、機能性表示食品を買っているようです。しかし、私はこれらの商品は場合によっては不健康だと考えています。

例えば、気をつけてほしいトクホや機能性表示食品の一つに「難消化性デキストリン」（水溶性食物繊維）❿があります。食後の血糖値上昇抑制作用や中性脂肪の上昇を抑えるという人工的な食物繊維です。

そもそもトクホや機能性表示食品をあまりご存じない方のために消費者庁のＨＰから簡単に説明すると。

●特定保健用食品（トクホ）

からだの生理学的機能などに影響を与える保健効能成分（関与成分）を含み、その摂取により、特定の保健の目的が期待できる旨の表示（保健の用途の表示）をする食品。食品ごとに食品の有効性や安全性について国の審査を受け、許可を得なければならない。《中省略》

●機能性表示食品

国の定めるルールに基づき、事業者が食品の安全性と機能性に関する科学的根拠などの必要な事項を、販売前に消費者庁長官に届け出れば、機能性を表示することができる制度。国が審査を行わないので、事業者は自らの責任において、科学的根拠を基に適正な表示を行う必要がある。《中省略》

難消化性デキストリンは特定保健用食品、機能性表示食品、どちらでもよく目にする商品です。しかし、難消化性デキストリンのような人工的な食物繊維は、私はあまり摂りたくないです。

デキストリンとは、ジャガイモやトウモロコシのでんぷんの一種で、そのでんぷんを大雑把にぶつ切りにしたものです。体内でさらに分解されてぶどう糖になるので、体に悪いものではありません。

一方、トクホなどで使われる難消化性デキストリンは人の体では「消化しにくいデキストリン」で、水溶性食物繊維の一種です。水溶性の食物繊維なら体にいいのでは？と考える人もいるかと思いますが、野菜や穀物由来の食物繊維と違い、栄養素としてのビタミン、ミネラル、ポリフェノールを含みません。つまり、難消化性デキストリン「だけ」を摂ると、ミネラル不足で体に負担がかかるのです。

食物繊維は体にいいイメージがあるかと思いますが、野菜、豆やイモの食物繊維はそれ以外にたんぱく質やビタミン、ミネラルも入っている食物繊維です。**難消化性デキストリンには食物繊維しか入っていません。ミネラル不足を引き起こす可能性があります。**

難消化性デキストリンの機能には糖や脂肪の吸収スピードを抑える、整腸作用、内臓脂肪低減などがありますが、「ミネラルの吸収を促進する」ともいわれています。これは正しいのですが、栄養学の辞典には「ミネラルの吸収を阻害する」とも書かれています。どっちが正しいんだ⁉　と思うでしょう？　両方正しいのです。ややこしいですよね。

「難消化性デキストリン」は物理的に腸からのミネラルの吸収を阻害します。一方で、腸内細菌を増やし、その腸内細菌が作り出す物質がミネラルの吸収を促進します。ミネラルの吸収を促進もするし阻害もするのが「難消化性デキストリン」なのです。人によって、メリットが強く出る人とデメリットが強く出る人がいます。

腸が健康、つまりミネラルが普段からしっかり摂れている人には腸内細菌のいいエサになるけれども、ミネラル不足の人が「難消化性デキストリン」だけを摂ると腸内細菌のエサになるかどうかわからないのです。なぜなら、腸内細菌は自分自身が増殖するのにミネラルが必要だから。ミネラルと同時に食物繊維がくれば、自分も増殖して有機酸を生成してミネラル吸収の効果は得られますが、もしかしたら腸内細菌の十分なエサにならずに、ミネラル吸収を阻害して終わってしまうかもしれません。ならば最初から野菜、豆、イモ、海藻などの食品からミネラルと一緒に幅広く食物繊維を摂ったらいいじゃないかという話です。

それとトクホ茶。濃い緑茶とか紅茶、コーヒー、ココアとかのトクホ茶、カテキン緑茶などもそうですが、タンニン、カテキン、クロロゲン酸、カフェインなどの成分は、物理的にミネラルの吸収を腸で邪魔しやすいです。濃い緑茶や濃いコーヒーは食事と一緒というより食後以降、できれば3時のお茶のタイミングで洋菓子や和菓子と一緒に飲むのがいいと思います。**ポリフェノールは糖分の吸収や血糖値の急上昇を防ぐためにはいい仕事をしますが、ミネラル相手には邪魔する方向に作用してしまいます。**せっかくの食事中にミネラル吸収を邪魔してほしくありません。

フランス料理のコースでも、いきなり前菜の段階から紅茶にしますか、コーヒーにしますかとは聞かないですよね。まずは白ワインとかシャンパンみたいな酸っぱい成分を含むワインをすすめてきます。あれはミネラルの吸収を高めるからなのです。

食中茶としては、麦茶とかほうじ茶、ルイボスティー、浅く入れた緑茶がよいのではないでしょうか。

つまり、「私はこれが食べたい」ではなくて、「低糖質だからいい」とか「機能性表示食品なら健康的」という気持ちでこれらトクホや機能性食品を手に取っているとしたら、必ずしも健康的ではないということをお伝えしたいのです。

いくら国が認可したとはいえ、「自分の腸に合っていないのに食べ続けたりしていませんか」ということです。

健康食品の「健康」が万人にとって「健康」とは限りません。自然食品もそうです。玄米食が万人に合うわけではありません。例えばオーガニックの小麦だからといって、実は小麦のグルテンが腸に合っていない可能性もあります。目で見えるわかりやすい表示からもう一歩自分で考えて選ぶことが大事です。

よくオジサンでいます。コンビニ弁当と菓子パンで健康な人が（笑）。そういう人は消化酵素がよく出る人です。なんでも胃酸で溶かせるのです。「俺、胃もたれとか肩こりってなったことないんだよね」みたいな人いるでしょう（笑）。そういう人と一緒に考えてはダメだということです。体は一人ひとり違います。それはもう遺伝的なものなので、真似してもしょうがないことですね。

第2章

ミネラル不足の危険性

新型栄養失調とミネラル不足

添加物にはもちろん発がん性などの問題もありますが、それよりも日常的に大きな問題があります。それは**添加物が「ミネラル不足」を引き起こすことです。**

この章では、私がもっとも問題だと考えている「ミネラル不足」について説明します。

2021年夏に「夏バテはミネラル不足が原因かも」というニュースが話題になりました。いまはごく普通にミネラル不足という言葉が使われています。ところが数年前まで、ミネラル不足という言葉は、一般的ではありませんでした。

「ミネラル不足」が広く知られるようになったのは、池上彰さんのテレビ番組です。平成の30年間はどんな時代だったかというテーマの回があり、医療問題のコーナーで平成を代表する病気ということで特集されていたのが、がんでもアルツハイマーでも脳卒中でもなく、「新型栄養失調」だったのです。それから流れが変わり、一般的にミネラル不足といわれるようになりました。

「新型栄養失調」とは摂取カロリーは足りているのに、たんぱく質やビタミン、ミネラル

など特定の栄養素が不足し、体に不調をきたすことです。免疫力の低下、倦怠感、貧血、冷え性、イライラなど、さまざまな症状が挙げられます。２０１８年のハウス食品の調べでは、３食しっかり食べているにもかかわらず、８割の子どもに、新型栄養失調のリスクがあることがわかりました。怖いですね。

「栄養失調」とはみなさんよくご存知、物が食べられなくてかかる病気です。内戦中の地域などではいまだにこの栄養失調での飢え、飢餓の状態にあります。

栄養失調は物が食べられなくてかかる病気、新型がつくと物を食べすぎてかかる病気です。たんぱく質、炭水化物、脂質、ビタミン、ミネラルの5大栄養素のうち、ある特定の栄養素が極端に不足すると「新型栄養失調」になります。カロリーはたっぷり足りている「高齢者のたんぱく質不足」と「外食がちな人のミネラル不足」の2つがよく知られていて、**これらを「新型栄養失調」といいます。**

まず、70歳以上の高齢者、また一人暮らしの人は、大体たんぱく質不足の人が多いです。これは平成になって増えたわけではなく、昭和の頃から認識されている歴史ある新型栄養失調です。ネットの辞書で新型栄養失調を調べると「高齢者のたんぱく質不足のこと」と出てきます。

若者と高齢者で健康維持するために必要なたんぱく質量は、実はあまり変わりません。高齢者になると食べる量が減っていくので、その分たんぱく質量を増やさなくてはいけない。比率を増やしていかなくてはいけないのに、相変わらず肉・魚・卵・大豆製品が少なく、夏なんかは暑いので食欲もなくてそうめんと漬物しか食べていません。そのようなお年寄りはたんぱく質不足でどんどん新型栄養失調になってしまいます。

高齢者のたんぱく質不足が大変有名な「新型栄養失調」ですが、それだけでしたら池上さんもテレビでやりません。平成を代表する病気として、たんぱく質不足にミネラル不足が加わったのでテレビで特集したわけです。

私の統計では、平成10年ぐらいからミネラル不足による新型栄養失調が出現し、いま猛威を振るっている状態です。**平成・令和を代表する病気は「ミネラル不足による新型栄養失調（ミネラル失調）」といっても過言ではないでしょう。**

ミネラル不足はまず、外食がちな人がなります。コンビニ、ファミレス、スーパーの惣菜、持ち帰り弁当…そういったでき合いのものばかり食べている人は、ミネラル不足の状態になりやすいです。高齢者でスーパーのお惣菜や持ち帰り弁当を食べてるような人は、たんぱく質不足とミネラル不足でダブル新型栄養失調かもしれません。

P43の⓫は栄養素の優先順位を示したピラミッドです。厚生労働省の「日本人の食事摂取基準」では、各栄養素の優先順位を示しています。

レベル1の三大栄養素であるたんぱく質、脂質、炭水化物がまず絶対的に大事で、肉をよく食べる若い人はたんぱく質は不足していませんが、高齢者とダイエットをしている女性がたんぱく質不足になりやすい傾向にあります。たんぱく質不足だと、ミネラルサプリメントを飲んでも改善しにくいと思います。

次に大事なのがレベル2のビタミン、ミネラルです。外食がちな人は、このミネラルが摂れていません。外食がちな高齢者は、たんぱく質不足とミネラル不足の両方に気をつけなければなりません。役割が違うからです。

レベル1は体を作る材料で、食べるとエネルギー（カロリー）になります。レベル1が材

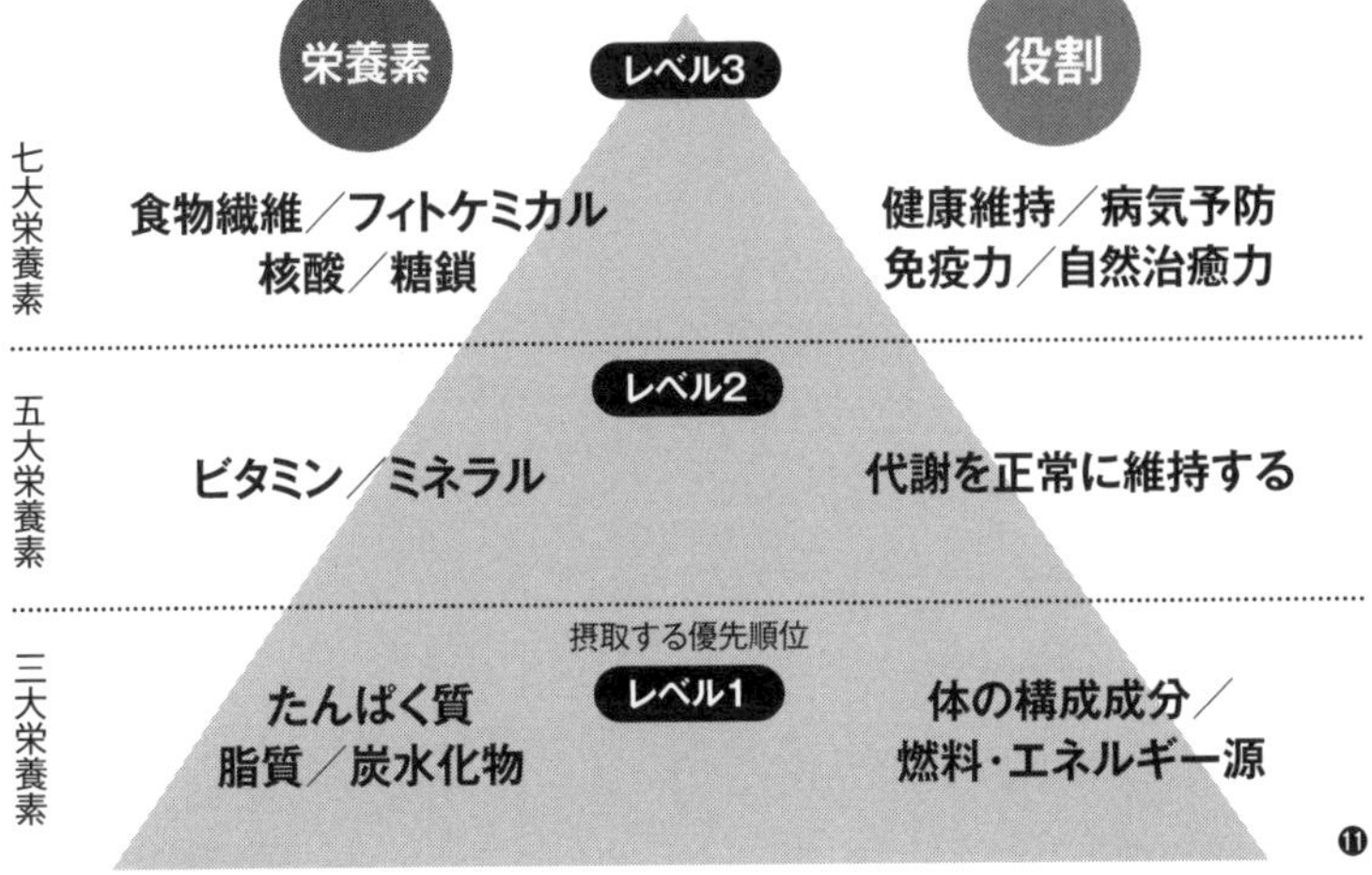

	栄養素		役割
七大栄養素	食物繊維／フィトケミカル 核酸／糖鎖	レベル3	健康維持／病気予防 免疫力／自然治癒力
五大栄養素	ビタミン／ミネラル	レベル2	代謝を正常に維持する
三大栄養素	たんぱく質 脂質／炭水化物	摂取する優先順位 レベル1	体の構成成分／ 燃料・エネルギー源

⓫

料だとすると、レベル2は大工道具で、レベル1と2を五大栄養素といいます。レベル2は大工道具なので、レベル1の「材料」をあまり食べない小食の人は、レベル2の「大工道具」の摂取量が少なくても問題ありません。カロリーあたりのミネラルが不足したときに新型栄養失調になります。

レベル3は、優先順位は低いのですが、役割としては魅力的です。健康維持、病気予防、免疫力、自然治癒力に関わるといわれており、食物繊維やフィトケミカルなどがレベル3です。アントシアニン、レスベラトロール、クルクミン、スルフォラファン、リコピンなど、サプリにもなっています。これらのサプリが効くには、レベル2までの栄養素が足りているかどうかが重要です。たんぱく質不足だったりミネラル不足だったりすると、レベル3の栄養素は本来の働きができない可能性が高いです。

2010年の朝日新聞に、都内の若い会社員の実態として、「一人暮らし 全食コンビニ」という記事が出ていて驚きました。食事というよりエネルギーチャージ。仕事が忙しくて、割り切っているようです。あれから10年以上、現代の食事は、さらに深刻なものになっています。

無添加か⁉　ミネラルか⁉

添加物を避けることと、ミネラルをしっかり摂ること、どちらを優先すべきかというと、ミネラルのほうだと思います。ミネラル不足だと、イライラして落ち着かなかったり、ぼーっとして頭が回らないことがあります。ぜひミネラルを摂ってみてください。わりと即効性があって、実感できると思います。

食べた添加物を体外に排出したり、分解したり、それもまたミネラルの仕事です。ミネラル不足だと、農薬や添加物の排出もうまくいきません。

添加物を避けることは、体内のミネラルを温存することになりますし、無添加食品の市場を広げることにもなりますから、もちろんできるだけ避けたほうがよいのですが、それ以上にミネラルをしっかり摂るという意識のほうが重要かと思います。

添加物だらけのシュークリームより無添加のシュークリームを買うことは素晴らしいことですが、ほかからミネラルを補給する必要があることは忘れないでください。そういう意味では、添加物入りだとしてもゴマやクルミ入りのパンを買う人のほうが私から見れば「よくわかっている人だなぁ」と思います。

ミネラルとは何か？

栄養素の優先順位を示したピラミッドの図（P43⓫）で、ビタミンやミネラルは、大工道具だとお伝えしました。中には特に重要で、材料としても使われるミネラルもあります。骨のカルシウムや、血液の鉄などですね。大工道具を使う大工さんは、酵素というたんぱく質です。酵素がミネラルという大工道具を使って仕事をするわけです。

人体にどのくらいミネラルが入っているのか。まずは酸素、炭素、水素、窒素。人間の体の96％はこの4つの元素でできています。人間の体はほとんどが水分です。水分ということはH_2Oなので酸素と水素が水分で、あとは主にたんぱく質ですから炭素や窒素も入っています。酸素、炭素、水素、窒素を合わせて、人間の体の96％近くを占めていることになるわけです。この4つの元素はミネラルとはいいません。図⓫でいうレベル1に属する元素です。生体を構成する主要な4元素、それ以外の元素をミネラルといいます。

『金属は人体になぜ必要か』（桜井弘著）には「111種類ある元素の中で、人のからだの中で比較的多量に存在する必須元素は11種、微量に存在する必須元素は9種、きっと必須であろうと考えられている元素は23種であり、合計して43種」と書かれ、「周期表の元素の約50％以上はからだにとって有用なものと考えられている」とあります。

現代におけるミネラル不足の原因

ミネラル不足の最大の原因とは何でしょうか。
私が考えるミネラル不足の原因は以下の3つです。

1. 水煮食品の増加
2. 精製食品の増加
3. リン酸塩の使用増加

一つずつ説明しましょう。

1. 水煮食品の増加

スーパーのお惣菜は、原材料に業務用の水煮野菜を使うことが多いです。切った野菜を

茹でて、ミネラルを茹でこぼした抜け殻を水煮パックにしたものを使い、各スーパーでお惣菜をつくっています。これではミネラル不足になるのは当然です。

いまスーパーで、家庭料理用にこのお手軽簡単調理野菜が売られています⓬。ささがきごぼう、切りニンジン、茹でジャガイモ…ミネラルが抜け落ちたこの野菜を使ってクリームシチューを作っても骨は丈夫になりません。栄養学の教科書のカルシウムのページには、骨を丈夫にしようと思ったらカルシウムだけ摂ってもダメだと書いてあります。カルシウムとマグネシウムを2対1の割合で摂る必要があります。カルシウムだけでは体に効果的に吸収されないのです。

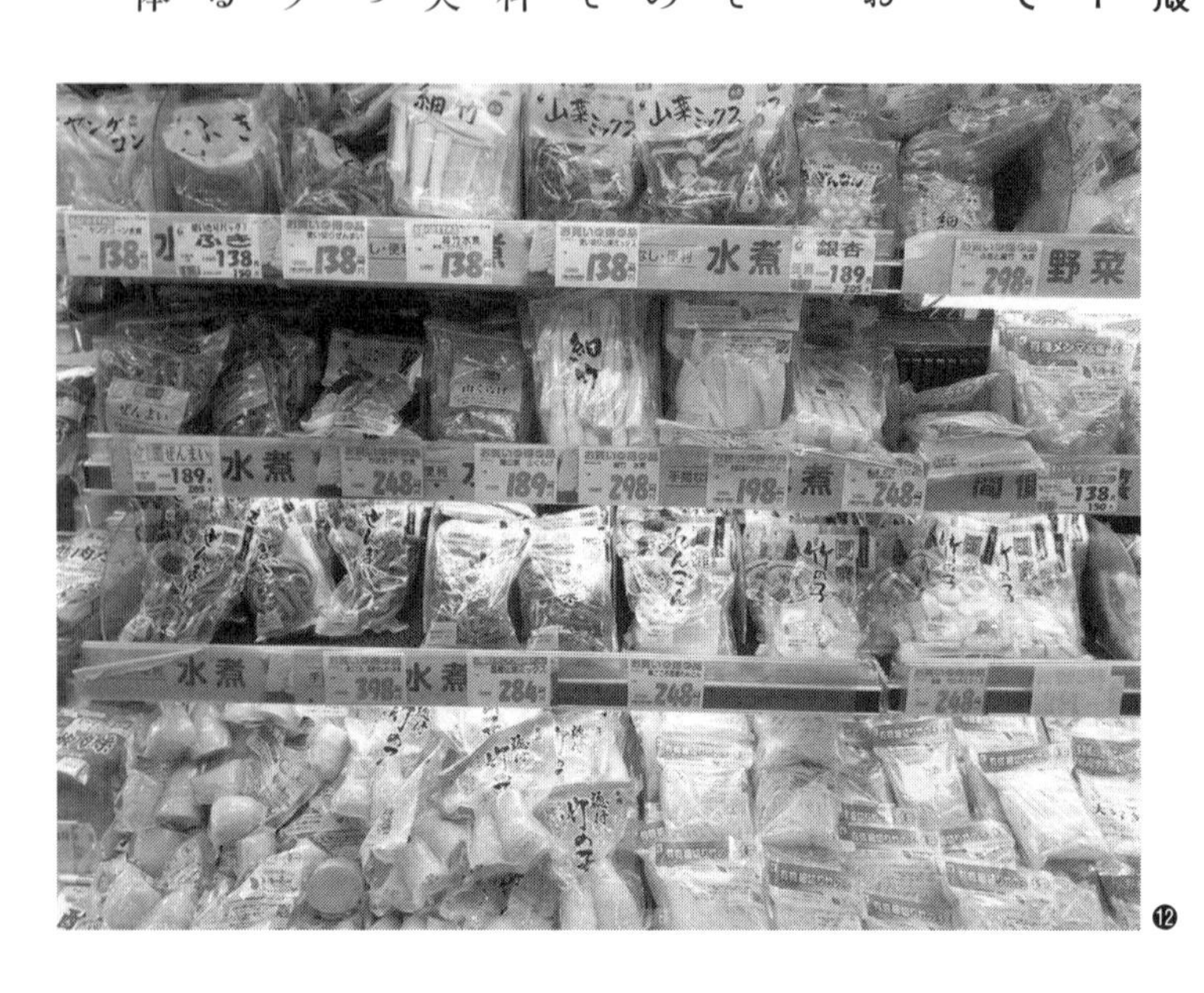

⓬

ちなみに、牛乳は10：1でカルシウムばかりです。シチューは生のジャガイモ、ニンジン、玉ねぎを使えば、牛乳のカルシウムと同時に野菜からマグネシウムが摂れるので2対1になります。下茹でされた簡単調理野菜はマグネシウムが大幅に減少しているので、これを使うと「牛乳がぶ飲み状態、カルシウムだけたっぷり骨折シチュー」になってしまいます。

最近はスーパーでミネラル不足の水煮パック野菜コーナーがとても増えました。手作り餃子用野菜というのもありますが、ミネラル抜き餃子をわざわざ家で手作りしてどうする⁉と思ってしまいます。野菜を刻む手間を惜しむのであれば、冷凍餃子に煮干粉末をかけたほうがマシです。カレーの具、豚汁の具、筑前煮の具、国産下茹で野菜、どれもミネラルが抜けています。おすすめはしませんがフリーズドライの豚汁などは、水煮よりはマシです。それと、レトルト食品も野菜がいっぱい入っていますが、どれもミネラルが抜けています。なぜならば、水煮食材を使ってレトルトカレーを作っていますから。その証拠に、レトルト食品の製造工程をホームページで解説している会社があります。興味のある人は調べてみてください。工程にプランチングというミネラル抜き作業が入っています。

カット野菜やパック野菜はさすがに茹でていませんが、病原性大腸菌を殺菌消毒するために、よく洗浄します。消毒するときに、細かく切った野菜から、水溶性のミネラルが抜

けていきます。特にマグネシウムやカリウムが抜けやすいようです。ミニトマトや大きな葉のレタスなど、細かく切っていない野菜は抜けていません。

冷凍野菜⑬は茹でていないと思っている人もいますが、ブロッコリー、インゲン、オクラ、ねぎ、アスパラなどは茹でています。いやいや「加熱してありません」と書いてあるという人がいますが、表書きを見てください。「下ゆでしました」ときちんと書いてあります。気にする人は中国産の農薬を心配していますが、農薬の心配はありません。なぜなら、中国の工場で茹でたときに農薬とミネラルが茹でこぼされているからです。商店街のお弁当や飲食店も、飲食店向け業務用食材通販で仕入れた水煮野菜やカット野菜、冷凍野菜を使っているのでミネラルが抜けています。

では、飲食店は全滅なのかというとそんなことはありません。本当に食材を包丁で切るところから手作りしているお店の見破り方、見分け方としてお

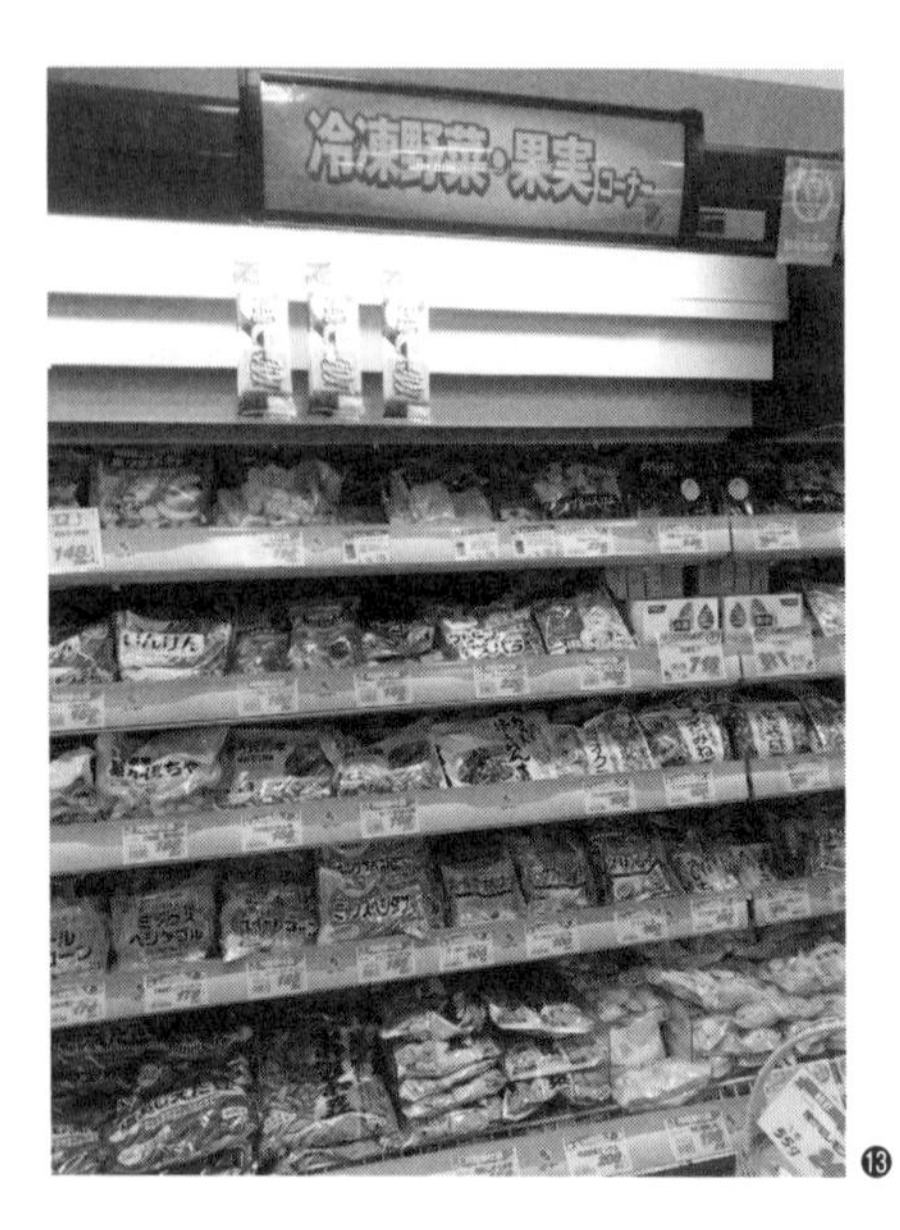

⑬

すすめなのが、黒板メニューです。**よくボードメニューが充実している飲食店、料理店がありますね。ホワイトボードや黒板のメニューがあれば、店主さんが市場で仕入れてその日の限定メニューにしている場合が多いので、お手軽調理野菜ではなくて包丁で切るところから作っている可能性が高いです。そういう黒板メニュー、ホワイトボードメニューが充実している居酒屋やレストランを利用すると、ミネラルがしっかり摂れるメニューもあるかと思います。**乾燥野菜はどうなの？と聞かれますが、下茹でした野菜を乾燥させている場合は、ミネラルは期待できません。

2. 精製食品の増加

精製食品（精製小麦粉、上白糖、精製塩など）の弊害については耳にしたことがある人もいるのではないでしょうか。実際に気をつけている人もいるでしょう。とはいえ、近年ますます精製食品は増えています。精製した食品はミネラルが抜けてしまっているものがほとんどです。調味料や加工食品だけでなく生鮮食品に至るまで、なるべくミネラルが残ったものを選ぶことが重要です。

調味料や加工食品についての項を読んでいただくとわかると思いますが、ここでは水と油について少し説明しましょう。

●純水

純水について説明したいと思います。

最近、清涼飲料水によく使われています。サントリーが「やさしい麦茶」⑭という大容量（650㎖）のペットボトル麦茶を出していますが、ミネラル麦茶としっかり表示されています。ミネラルが摂れそうな表示ですね。しかし、意外と摂れていません。

原因はお茶を入れる「水」です。サントリーの栄養成分表にも出ていますが、ミネラル豊富な原料でお茶を入れているのにミネラル麦茶のほうが「サントリー天然水」⑮よりもミネラルがない。原因はミネラルを抜いた「純水」にあります。

天然水はカルシウム、マグネシウム、そのほかいろいろなミネラルが微量に溶け込んでいて、それが美味しさにつながっています。ですが、麦茶のペットボトル工場からしてみ

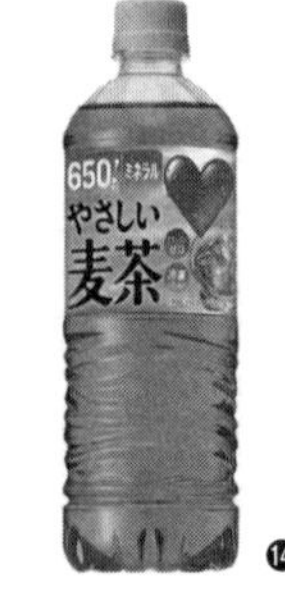

⑭

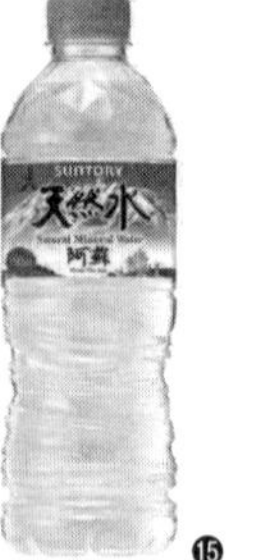

⑮

れば、地下水ごとに違うミネラル組成が邪魔なのです。濁ったり、沈殿物を生じさせたり、工場毎で味の違いを生み出したり。しかし同じ原料のお茶で純水を使えば、日本に10工場あったとしてもすべて同じ味に作れます。トリハロメタンや硝酸態窒素など市民団体が文句をいいそうな危険なものごとミネラルを全種類抜いてしまうので、原料となる大麦などの茶葉を最大限に引き出せます。少量の茶葉で色濃く味濃く出るので、むしろミネラル豊富な感じがします。メーカーとしても低コスト、品質も安定し、好都合です。ほとんどの緑茶、烏龍茶、麦茶のペットボトル茶は「純水」でできているのです。

中には大威張りで「純水仕立て」⑯と表示しているメーカーもあります。天然水でつくっているメーカーや商品もあるにはありますが、クレームにつながりやすいのが現状です。残念ながら天然水と表示されてない飲料水はすべて純水で製造されていると思います。ただ、茶葉のミネラルが入っているからまだマシですが。

問題はファンタやコーラ、サイダーです。純水を用いた炭酸飲料は致命的で、ミネラルが摂れません。炭酸飲料はコカ・コーラ社のファンタグレープの特徴に「純水仕立てが特徴です」「安心安全です」とありますが、私は飲みたくないです。なぜなら、ミネラル不足の糖類を日常的に飲むことで、ミネ

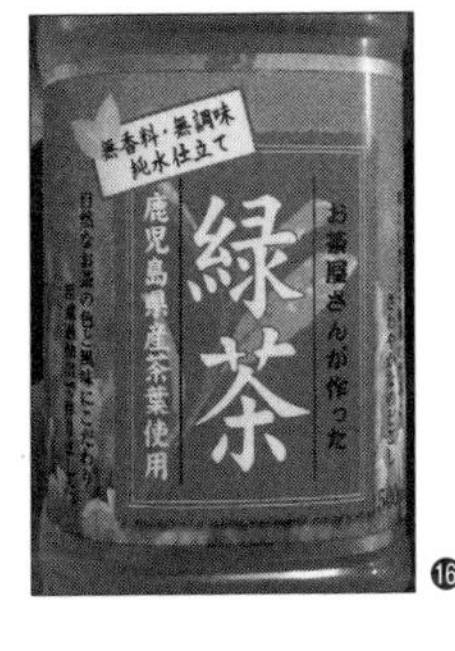

⑯

ラル不足による新型栄養失調になりやすくなるからです。

私が市民団体に在籍していたときに、小松菜の発芽実験で、水道水と浄水器の水と、純水、それぞれで育てたらどうなるか見てみました。

すると純水の小松菜だけ成長が止まってしまいました。種のミネラルを使い果たした小松菜は、あとから水道水を入れればミネラルが入って光合成ができます。ですが、純水で発芽させた種は、種のミネラルを使い果たしたときに光合成できずに成長障害を起こしてしまいました。

純水をスーパーからせっせと運ぶ人がいますが、料理にではなく洗濯に使ってください。最近ではコンビニのいれたてコーヒーも硬度1以下の軟水、つまり純水で作っているところがあります。コーヒー豆からミネラルが摂れるのでいいのですが、普通に水道水を沸かした水で十分です。硬度1以下の軟水がどれだけ純水かというと、普通に市販されている例えば、アサヒ飲料の天然水六甲で硬度約40あります。いかに1以下という硬度が純水に近いミネラル不足の水かということです。

●油

市販されている植物油で半透明のペットボトルに入って売っているサラダ油⑰があります。これはすべてミネラルゼロです。なたね油や大豆油が原料なのですが、ヘキサン、リン酸、シュウ酸、苛性ソーダなど、化学的に合成された食品添加物で抽出、精製しています。もしミネラルなどの不純物が残っていると、濁るし臭いし沈殿するし色がつくし泡立つし酸化しやすいし、メーカーとしてはいいことが何もありません。業務用サラダ油にはシリコーンも入っていて、さらに泡立ちにくくなっています。これではミネラル不足による、胃もたれや胸やけを起こしやすいかもしれませんね。

大手メーカーのサラダ油の原料となる大豆やなたねは遺伝子組換えの可能性が高いことも問題で、遺伝子組換え農作物を避けたい消費者を困らせています。外食では避けきれません。

では、原料のなたねを圧搾して湯洗いしただけの自然な製法のなたね油ならミネラルがたっぷり

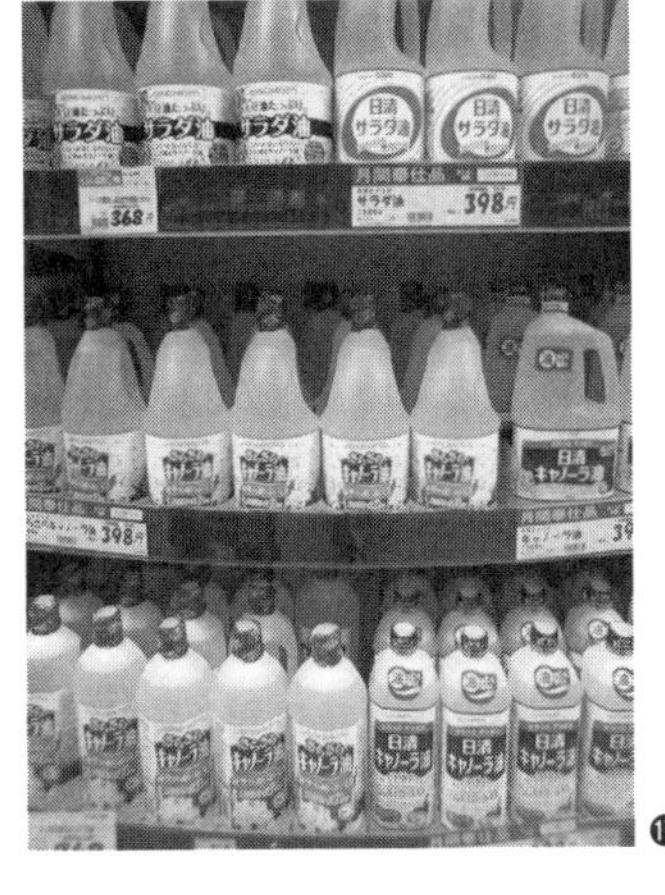

⑰

残っているかというと、そうではなく、こちらもほとんどミネラルは残っていないのですが、それでも大手メーカーのサラダ油よりはマシです。わずかでもミネラルが残っていれば、体内で油を分解する大工道具として活躍してくれるはずなので、圧搾法で製造されたなたね油をおすすめしています⑱。非遺伝子組換えのなたね油が買えます。

　オリーブ油はニセ物が多くて本物を選ぶのが難しいのですが、少なくともピュアオリーブオイルやオリーブポマースオイルなどは避けたほうがいいと思います。エキストラバージンオリーブオイルの低温圧搾のものを選びましょう⑲。

　ごま油は「圧搾」と書いてあるものがいいです。香りのない無色のごま油でも、香りの強い褐色のごま油でも、どちらでもいいです。焙煎しているかどうかの差であって、含まれるミネラル量には大差ありません。

　なたね油、ひまわり油、こめ油なども、「圧搾」もしくは「一番搾り」と書いてあるものがおすすめです。

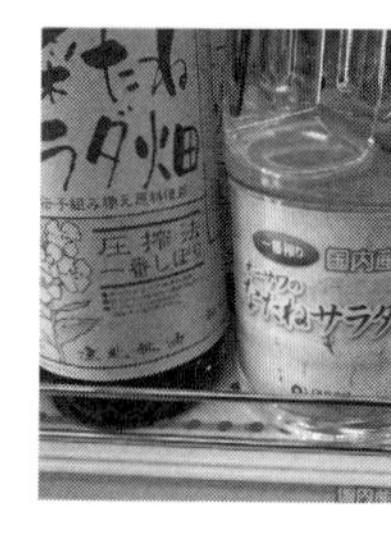

⑱

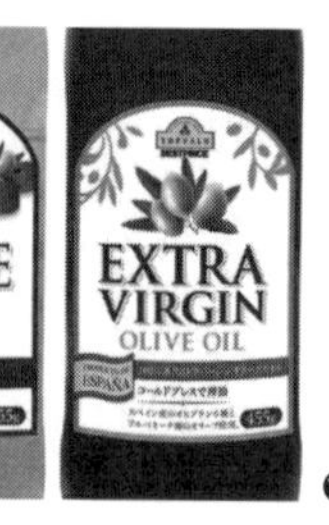

⑲

どの植物油を買うか決めるときに、脂肪酸の種類で選ぶ人は多いです。脂肪酸というのはオメガ6のリノール酸や、オメガ9のオレイン酸などですね。しかし、圧搾法かどうかも、選ぶ基準に加えていただきたいと思います。

3. リン酸塩の使用増加

ミネラル不足の原因として挙げられる「リン酸塩」は腸からのミネラル吸収を邪魔する添加物です。厳密にいうと、リン酸塩の一種で「重合リン酸塩」といいます。人体に毒性や発がん性はありませんが、食品中のミネラルと固く結合し、水に溶けない結合体となって腸内細菌が利用できない状態、もしくは腸から体内に吸収しにくい状態にしてしまいます。重合リン酸塩だけで素通りしてくれる分にはまったく問題ないのですが、ミネラルを抱きかかえたまま道連れにして腸内細菌にもミネラルを使わせず排出されていくので、ただただ迷惑な添加物だといえます。ミネラル豊富なウンコが出るだけです。

重合リン酸塩が添加物として使われる理由を説明しましょう。食品が白く、もしくは色鮮やかなまま、ジューシーで、プリッとして、トロリ、ふんわり、サクッと仕上がります。安価に食感と色の見た目によい効果を与えることができます。しかも、合成保存料や合成着色料と違って発がん性の心配もありません。

例えば、重合リン酸塩の一種であるピロリン酸ナトリウムが添加されたカニ缶を使ってチャーハンを作ったとします。胃の中に入ってきたピロリン酸ナトリウムは、pHの低い胃酸の影響で一旦ミネラルを手放します。それが小腸に向かう頃には膵液によって中和されます。中性に近づいたらすぐに、ピロリン酸ナトリウムは自分の気に入ったミネラルをカチッと捕まえて、そのまま腸内細菌にミネラルを利用させずに腸から吸収もされず、ウンコとして体外に排出されていきます。もっとも困るのはコバルト、バナジウム、ゲルマニウムのように食品にちょっとしか含まれていないけれども、人体で重要な役割を担っている貴重な微量ミネラルとも結合してしまうことです。

ミネラルはチームワークで働きますから、バナジウムが来ないばかりに代謝反応ができないようなことが起こるわけです。チームワークで働きたいほかのミネラルがいまかいまかと待っている。ところが、リン酸塩は自分が好きなミネラルをわざわざ選んで、捕まえて、一緒に出ていってしまいます。ですから、食事でのバナジウム摂取量ゼロ、コバルト摂取量ゼロというようなことが起きてしまう。カルシウムは多量ミネラルなので基準値に届いていなくても、リン酸塩に捕まったぐらいではゼロにはなりません。**ところが、コバルトとかバナジウムなどがリン酸塩につかまったら、その食事での摂取量がゼロなんてこ**

とが起こるわけです。バナジウムがリン酸塩につかまってしまったばかりに、体内で化学反応を起こせないのです。

「リン酸塩」は冷凍食品からデザートのプリンやゼリーに至るまで、さまざまな食品に使われています。さっと溶けやすいという点ではクリーミングパウダーやコーヒーフレッシュなどにもよく使われます⑳。「pH調整剤」と表示されていないコーヒーフレッシュを選んでもらえたらいいと思います。クリーミングパウダーで無難なのは、森永「クリープ」ですね。

あとチルドカップコーヒーは、セブンプレミアム、ファミマル、ウチカフェなど、コンビニのオリジナルブランドを買うのが無難です。「pH調整剤」と書いてあるものは、リン酸塩が入っている可能性があるので避けましょう。あくまで可能性です。ただ、pH調整剤を使っていないものが買えるので、わざわざ選ぶ必要がないということです。

また、リン酸塩は冷凍食品にもよく使われています㉑。

冷凍食品の鶏のから揚げや、炭火焼き鳥丼の具の「ポリリン酸

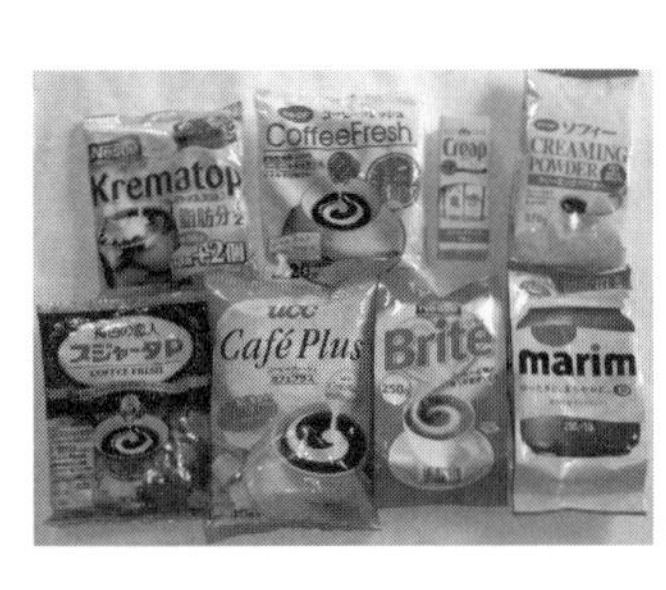

⑳

㉑

ナトリウム」はリン酸塩ですね。受験シーズンになると「受験に勝つ」という冷凍とんかつ㉒が販売されますが、これは受験での合格を遠ざけてしまうかもしれません。

というのも、例えば数学の式を解くときに一生懸命に頭をフル回転させますね。そんなときに、脳の神経細胞は神経伝達物質を放出します。頭がフル回転のときは、神経伝達物質といわれているギャバやドーパミン、セロトニンなどがたくさん必要です。その合成経路に大工道具としてミネラルやビタミンが使われます。

例えば、チロシンはあるけどドーパが足りないぞというときには、専門の大工さん（酵素）が合成され、チロシンの現場にやってきます。ただこの大工さんはチロシンの現場に手ぶらでやってきます。チロシンからドーパを作るときの大工道具は鉄などです。現場に転がっている鉄を手にして100倍1000倍に活性化してドーパを大量に作って間に合わせてくれるわけです。

ところが前の日にリン酸塩入り食品を食べてしまうと、体内がミネラル不足になって、合成工場である細胞内も鉄不足になっている可能性がある。そして、大工さんと鉄が出会う確率が減る、もしくはないとなればいつもの1000分の1の速度で手作りしなければ

㉒

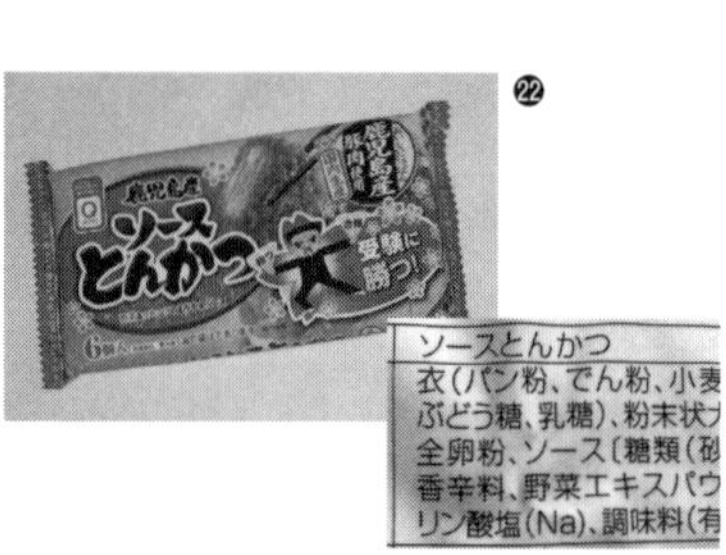

なりません。すると、いつも模擬テストでスラスラ溶けてた数学の式が本番で解けないというようなことが起きてしまいます。

本番だから緊張して解けなかったのではなくて、ミネラル不足だから解けなかったという可能性も十分ありえるのです。ミネラル不足での受験というのは怖くて、1問解けないくらいのミスではすみません。受験票を忘れたとか、会場を間違えたとか、とんでもないミスを招きます。

受験のときの朝食は、ごまと焼き海苔で作ったおにぎりと、あとは煮干しと昆布でしっかりだしをとった味噌汁、それでいいです。一生懸命勉強するのは2日前ぐらいまでにして、2日前からはミネラルドーピングに走ったほうが私はいいと思います(笑)。

短時間で食事を済ませたいのなら、ミネラルが摂れそうな「ソイジョイ」はどうでしょう。

ほかにもありとあらゆるところにリン酸塩は隠れています。カニカマ、ちくわ、はんぺんなどの練り物㉓は表示義務がないので「魚肉」とあればそこにリン酸塩は隠れています。フィッシュソー

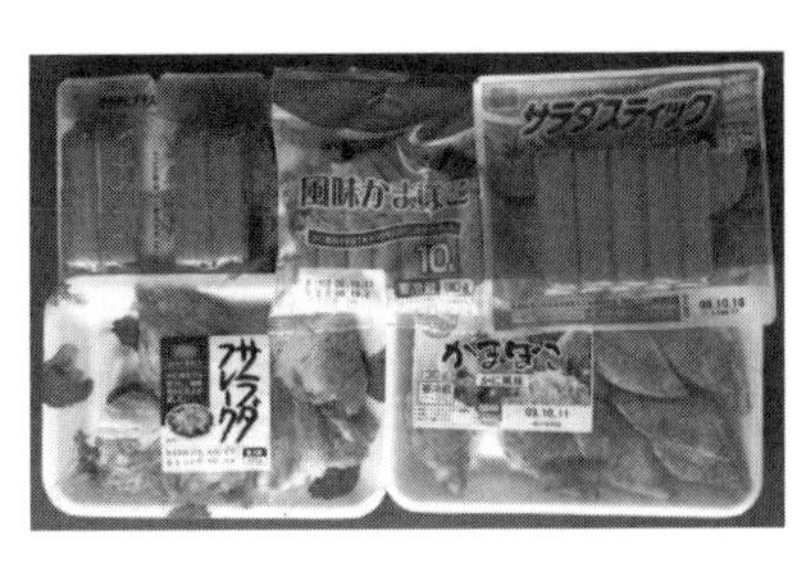

㉓

㉔

セージも「魚肉」の中に隠れています。「無リンすり身」㉔と書かれていない限り入っていると思っていいでしょう。

朝食のコーンフレークなどにもリン酸塩が入っていることがあります。ただ、プレーンやシュガーでなく、グラノーラ㉕であれば配合されているリン酸塩よりもミネラルが上回るので問題ないと思います。**グラノーラはレーズンや雑穀、オーツ麦、ナッツなどいろいろ入っていて、食材からミネラルがたっぷり摂れるので何とかしてくれます。**グラノーラに牛乳をかければカルシウムとマグネシウムの摂取バランスがちょうどいいと思いますが、プレーンなどだとマグネシウムが足りないでしょう。

うちの近くのスーパーの牛肉スライス㉖には、赤身肉がオーストラリア、脂身が国産とあります。実は何も書いていませんが、リン酸塩が入っていると思います。赤身と脂身を接着するときの接着剤のことを食肉業界では「結着剤」といいますが、その結着剤の酵素製剤を業務用で調べていくと重合リン酸塩が使われてい

お買得品
321円
5 牛切り落とし（豪州産牛肉・国産牛脂）
保存温度4℃以下

㉖

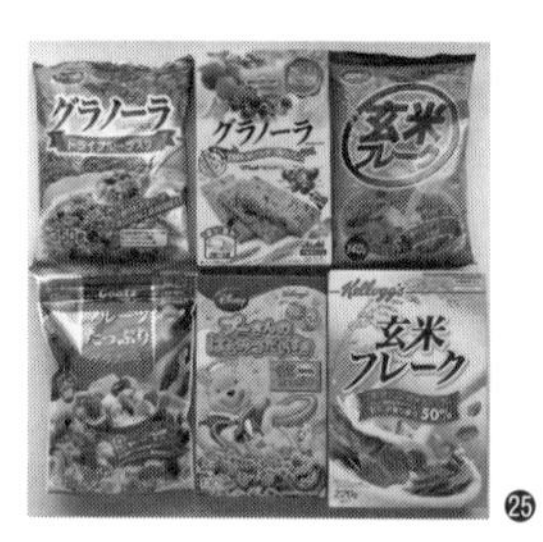

㉕

ます。酵素だけだと弱いので、リン酸塩で補強しているのでしょう。**産地が2つ書いてある精肉は要注意です。**サイコロステーキは大体の商品に「リン酸塩(Na)」と表示されていますね。私は「イチコロステーキ」と呼んでいます。

魚の「まぐろのトロの2種盛り」㉗ですが、1種類だと産地から何からあれこれ表示義務があります。ですが、お刺身の盛り合わせのときは、個別の産地は表示しなくていいので詳しく書く必要がありません。つまり、盛り合わせを買うということは、覚悟がいるわけです。どこで採れたどんな魚かもわからずに、みなさん買うことになりますから。

すごく脂ののったマグロの刺身が売られていますが、鮮魚なのに原材料表示が書かれていて、植物油脂、魚油、pH調整剤(リン酸塩)で加工されています㉘。ほかの魚の脂と、出所のわからない植物油を、脂ののっていないマグロに漬け込む、もしくは注射することで、とろマグロに加工しているのでしょう。鮮やかな色を保つために酸化防止剤も使用し、もうマグロのプライドはボロ

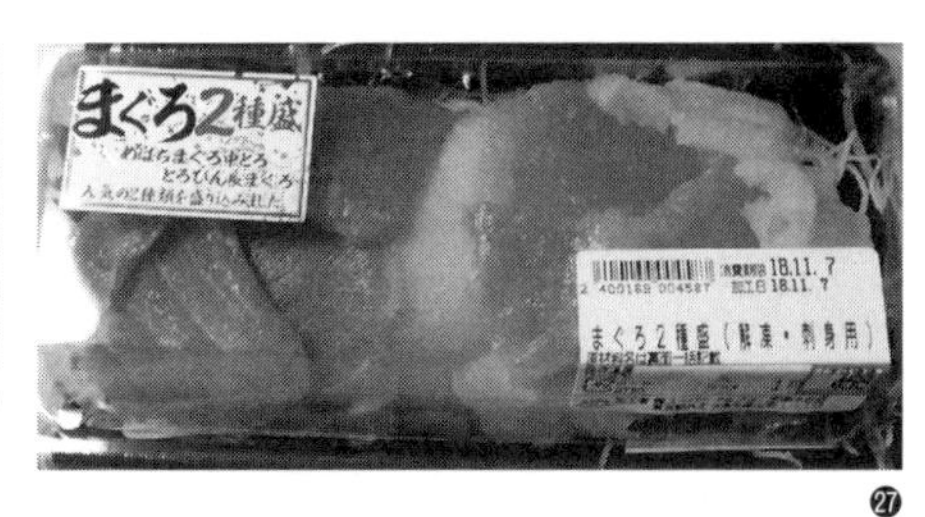

㉗

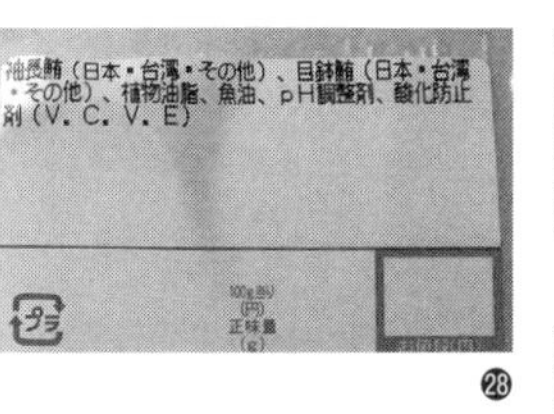

㉘

ボロに打ち砕かれています。

子どもソーセージ㉙ですが、プリキュアやスーパー戦隊に比べ、仮面ライダーソーセージはリン酸塩不使用でまともでした。カブト、電王、キバまでは。ところが、仮面ライダーWのときに悪の組織に寝返ってしまったみたいで、リン酸塩を使うようになってしまったのです。その後、オーズ、フォーゼ、ウィザード、ガイム、ドライブ、ゴースト、エグゼイド、ビルド、ジオウ、ゼロワン、セイバー、リバイス、ギーツにいたるまで、リン酸塩ソーセージになったままです。お子さまには仮面ライダーカードだけ渡して、ソーセージはパパに食べさせてください（笑）。

私が好きな名古屋名物のういろうにはリン酸塩が入っているところと入っていないところがあるので、私は入っていないところのものを選んで食べています。

スーパーやコンビニの生クリーム系の洋菓子は全滅です㉚。リン酸塩は表示の仕方次第でいくらでも隠せます。「pH調整剤」「膨張剤」など、「リン酸塩」と書いていなくても「ホイップクリー

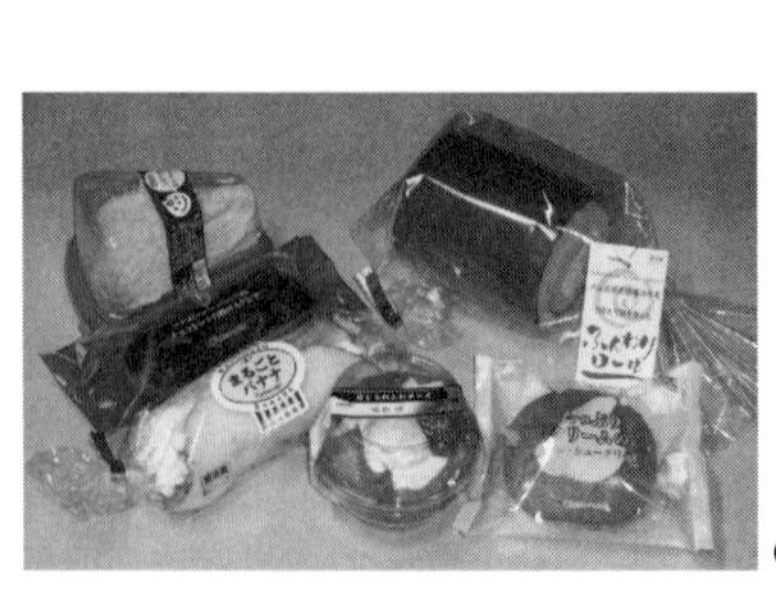
㉚

㉙

ム」の中に入っている場合もあるので要注意です（【一括名表示】P68参照）。こういう生クリームものにはナッツを一緒に食べるなど、ミネラルを補って食べることを意識してもらえたらいいと思います。

㉛はセブン-イレブンの「たまごサラダ」の原材料表示です。添加物が少ないと思った人はいますか？　これは添加物が少なく見えるだけです。**原材料表示に「玉子サラダ」とあります。この中に無限に添加物が隠れています。「パン」の中にもたくさんの添加物が隠れています。**原材料表示は、自社工場で素材から作ったのか、下請けに作ってもらったものを仕入れたのかによって、大きく変わるものなのです。主原料が「玉子サラダ」だと仕入れ品で、添加物が隠れていそうですが、主原料が「鶏卵」だと自社工場で作ったのだな、添加物が少なそうだなということがわかります。同様に「パン」より「小麦粉」のほうがいいです。

つい添加物ばかり見てしまう原材料表示ですが、素材から作っているかどうかを見るほうが重要です。仕入れ品を使うと、とても原材料表示が短くなります。そこに騙されない

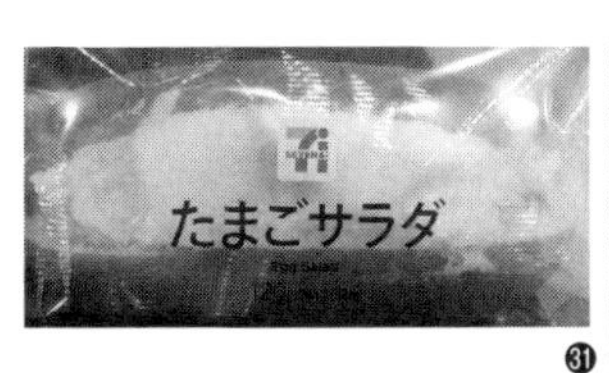

㉛

ようにしてください。

ヤマザキの「ランチパック」㉜も、ピーナッツならまだいいのですが、原材料をよく見て選ばないと、人工甘味料のアセスルファムカリウムが入っていたり、合成保存料のソルビン酸Kが入っていたりします。たいていリン酸塩も使用されています。

年末年始のパーティー料理やホテルのオードブルバイキング、おせちなどはすべて冷凍耐性を高めるリン酸塩でプリプリを保ってます。作りたてのフレッシュ感、冷凍技術を支えているのがリン酸塩です。ですから、おせちは「豪華リン酸塩詰め合わせ弁当」㉝なのです。しかし、生協などでは「練り物にリン酸塩は使っていません」、伊達巻も「無リンすり身使用」と書かれていることもあるので、探せば選べるおせちも多いです。

スーパーの安いコロッケ㉞がリン酸塩使用です。ただ、「リン酸塩」とは書いていません。原料となる乾燥マッシュポテトの中に表示免除でリン酸塩が紛れ込んでます。

ミネラルが抜けている水煮野菜のレンコンやごぼう㉟は、色の鮮やかさと食感を保持するためにメタリン酸ナトリウムという重合リン酸塩が使われています。ミネラルがない上にミネラルを不足させる添加物を使うので、ダブルパンチ食品です。加工肉、ソーセージ

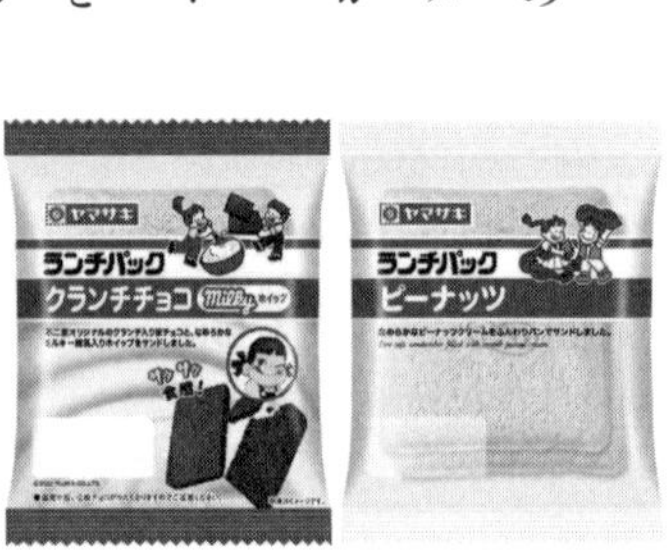

㉜

やハムも、たいていリン酸塩が使用されています。

ミネラルを補うとすれば、納豆、豆腐などの大豆製品や小魚、茹で卵などです。ただこれらはすべて要冷蔵なので、いざというときのためにバッグに入れておくにはミックスナッツが便利だと思います。お子さんやお年寄りのおやつにもアーモンドフィッシュはおすすめです。

安価なマルチミネラルサプリメント㊱が100円ショップのキャンドゥ、セリア、ダイソーで売っていますが、安いからといってこれで補おうとはしないでください。ミネラルはチームワークで働くので、コバ

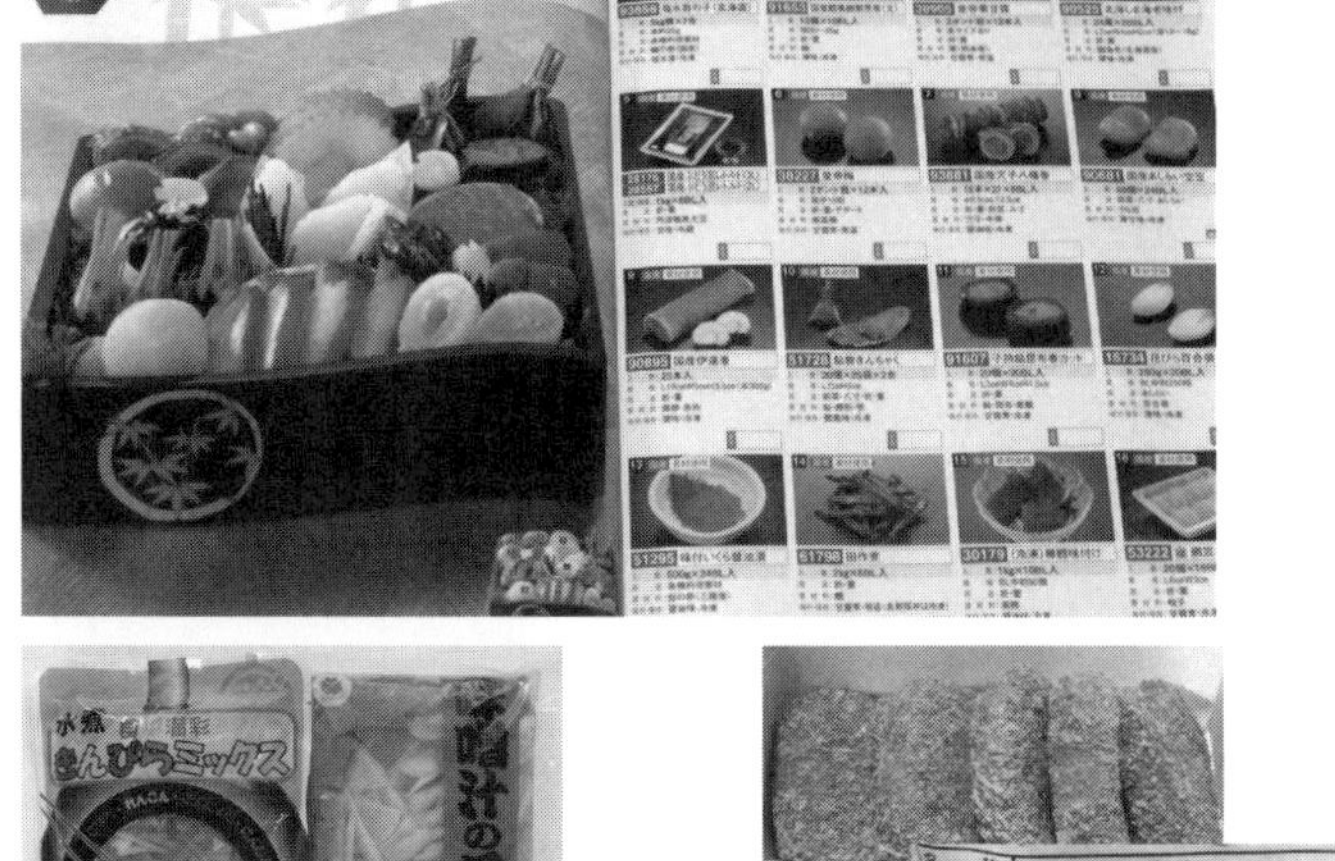
㉝

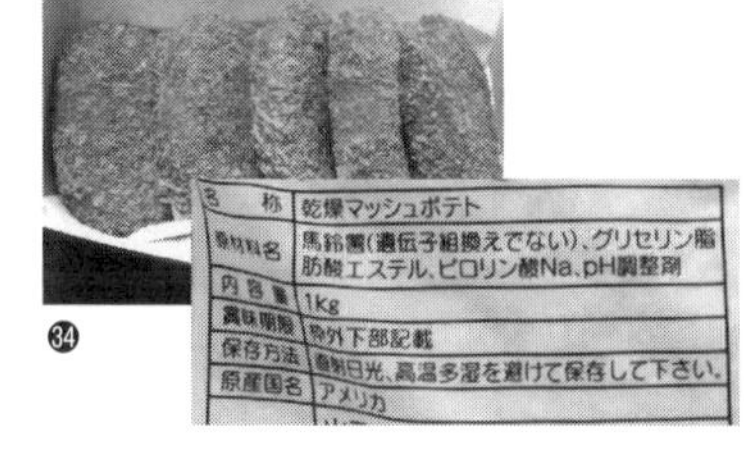

㉞

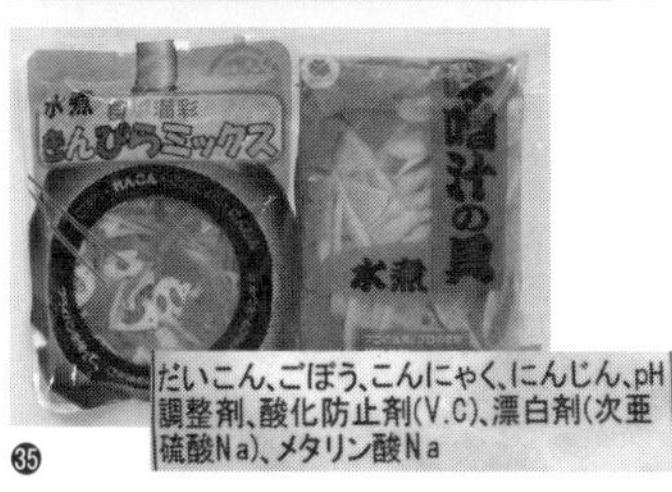

㉟

ルトやバナジウムなどのマニアックな微量ミネラルが、体内で重要な役割を担っています。有名な10種のミネラルだけをたっぷり摂ってしまうと、微量ミネラルの吸収を阻害してしまう恐れがあります。

それならば、納豆や豆腐を買ったほうが安いし、幅広い種類のミネラルを摂れるので、食品から頑張って補うようにしてほしいと思います。

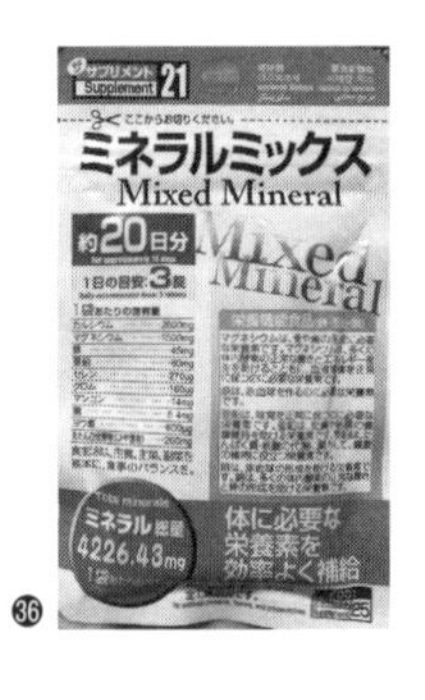

㊱

★「重合リン酸塩」の一括名表示にはどんなものがある？ そもそも「一括名表示」とは？

「重合リン酸塩」は食品表示にどう表示されるのか、表示パターンをまとめてみました。

その前に「一括名表示」について少し説明しましょう。

「一括名表示」とは、「14種類（※イーストフード、ガムベース、かんすい、酵素、光沢剤、香料、酸味料、調味料、豆腐用凝固剤、苦味料、乳化剤、pH調整剤、膨張剤、軟化剤）。一括名で使用される添加物は「食品表示基準について」に規定された一括名の定義（目的）及び添加物の範囲に該当する場合に限り、物質名を表示する代わりに一括名表示をすることができる」（東京福祉保健局より一部抜粋）とあります。

つまり、複数の添加物を使用していても、一括名を表示するだけでよいというものです。

例えば、すべての商品において「膨張剤」「ふくらし粉」「ベーキングパウダー」と書いてあったらほぼ重合リン酸塩が隠れています。メタリン酸ナトリウムやポリリン酸カリウムを使用していても、「膨張剤」という表示でいいのです。メタリン酸ナトリウムやポリリン酸カリウムをまとめて「リン酸塩（Na、K）」と書くこともできますが、「膨張剤」という表示でいいなら、そのほうが短くていいですよね。「膨張剤」という表示なら、すべて隠せます。嫌なルールですが、どうしようもありません。

チーズの「乳化剤」㊲にも重合リン酸塩が隠れていますが、缶コーヒーの「乳化剤」にはリン酸塩は入っていません。「乳化剤」という表示に重合リン酸塩の仲間を隠せるのはチーズのときだけというルールになっています。

中華麺の「かんすい」や「pH調整剤」㊳にも重合リン酸塩が隠れている可能性があります。

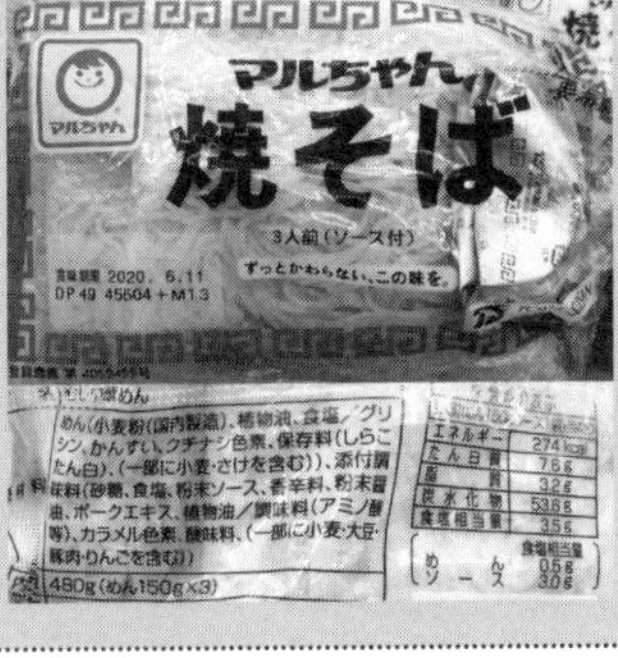

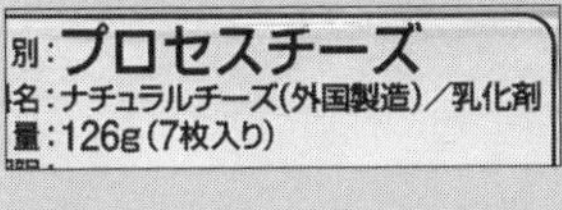

安価なマルチミネラルサプリメント

カルシウムや鉄やマグネシウムなど、重要なミネラルをしっかり摂取すること、国が定めた摂取基準に届くようしっかり摂取することはとても重要ですが、もっと重要なことがあります。それは、あまり研究されていない微量ミネラルもしっかり摂取するということです。

市販されているマルチミネラルサプリメント㊴には、多くて10種類のミネラルしか含まれていません。食品に微量しか含まれていなくて、しかもあまり研究されていない微量ミネラルは、サプリメントで補うことが難しいです。食品から摂れてるでしょ？と思うかもしれませんが、微量ミネラルは重合リン酸塩につかまると、その食事での摂取量が激減してしまいます。だからこそサプリで補いたいのですが、サプリに、コバルトやバナジウムなどの微量ミネラルは入っていません。

くり返しますが、ミネラルは体内でチームワークで働きます。体内で、ドラマの撮影をしていると考えてください。カルシウムや鉄などの主役はもちろん重要ですが、重要なだけに、もし足り

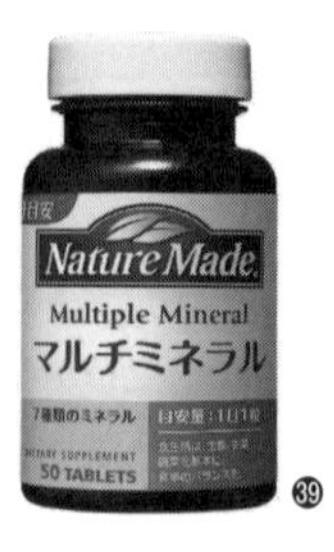

㊴

なければ、骨を溶かしてカルシウムを得られるし、鉄だって足りなければ、血液にある鉄を持ってくればいい。ところが、撮影スタッフのコバルトやバナジウムが現場にいないばっかりに、撮影が中断していることも多いのです。次の食事で現場に来るかと思ったら、重合リン酸塩につかまって便として出ていってしまうと、また次の食事まで待たなければならない。撮影が進みません。

ミネラルには「相互作用」があります。リンを摂りすぎるとカルシウムの吸収が阻害されるというように、摂りすぎると吸収が阻害される関係にあるミネラルがそれぞれに存在します。カルシウムを摂りすぎると鉄の吸収が邪魔されてしまいます。鉄を摂りすぎるとマンガンの吸収が邪魔されてしまいます。塩分（ナトリウム）を摂りすぎるとカリウムの吸収が邪魔されてしまいます。ちなみに、野菜をいっぱい食べるとカリウムがたくさん摂れます。カップラーメンで塩分を摂りすぎても、野菜のカリウムが過剰なナトリウムを何とかしてくれる。**ナトリウムとカリウムは拮抗し合う関係にあるので塩分を摂りすぎてると思う人は添加物満載の減塩食品をせっせと食べずに、まずは野菜や海藻をたくさん食べたらどうでしょう？　ということです。打倒ナトリウムの最有力は減塩ではなくて、野菜（カリウム）をたっぷり摂ることだと私は思います。**

ある特定のミネラルだけが摂れるサプリメントは、病院で検査して、医師から処方されたときに飲むのならいいと思います。そのミネラルの不足が明らかなのですから。日常的に、素人判断で特定のミネラルだけを過剰摂取すると、ミネラルが摂れてよかったではなくて、逆に一部のミネラルだけを過剰に摂ってしまったことで、吸収が邪魔される微量ミネラルがあるのだということを、知っておくべきだと思います。

微量ミネラルが吸収できなくなるのは、リン酸塩だけではありません。主要ミネラルの摂りすぎも怖いのです。

ミネラルの相互関係については京都大学の動物栄養科学分野での報告書があり、人間も動物なのでおそらく同じだろうと思われますが、ものすごく複雑です。影響しあったり、邪魔しあったり、共に働いたり。サプリメントでごく一部だけ摂取してもダメなのです。

コバルトは硫黄とも共に働くし、マンガンとも共に働くし、ヨウ素とも共に働くので、コバルトが足りないばかりにチームが組めなくて十分働けないこともあります。**あるミネラルの過不足は別のミネラルの代謝に影響してしまうのです。**

逆に、毒性を発揮するミネラルもあります。ある特定のミネラルを摂りすぎてしまったときに、その毒性を無毒化してくれるのもまたミネラルです。必須ミネラルだけを摂ればOKで安心というわけではなくて、できるだけ食品、もしくは食品から抽出した自然なサプリメントで、幅広い種類のミネラルを摂りたいですね。

ストレスとミネラルの消耗

「人はストレスを受けると体内のミネラルを大量に消費する」と栄養学ではいわれています。強いストレスを抱えている人はいくらミネラルを摂っても不足します。ミネラルを補わずにストレスを抱えている人は、慢性的なミネラル不足の「新型栄養失調」になっているということです。

健康作りの3原則、ご存じですか？「食事」「運動」「睡眠」です。

私は大丈夫！と思っていても、添加物や農薬に気をつけすぎてストレスになっている人が多いのです。それではミネラル不足で健康を維持できません。

そういう意味で「食事」がストレスになっている人が意外と多いのではないかと考えています。それではせっかくミネラルを摂っても、ますますミネラル不足になってしまいます。

野菜が体にいいのは「軽い毒を含むから」という説を聞いたことがありますか？　野菜

は、病原菌や害虫から身を守るために、苦味成分＝軽い毒を作っているのですが、それが人間には適度なストレスなのだそうです。この軽いストレスにさらされることによって、あとから強いストレスを受けても、これに対抗できる抵抗力を身につけることができるのだと。例えばカレーのクルクミンという成分は、軽いストレスなのですが、それが体にいい。

「やらなくてはいけない」「頑張らなければならない」といった強いストレスは、体のミネラルを消耗する悪いストレスです。「ミネラルを摂らなきゃ」「添加物を避けなきゃ」「農薬ダメ」など、食事が神経質になりすぎると、健康のためにやっているのに逆効果だったりするのです。

肝心な「食事」が、悪いストレスを生む原因になっていませんか？　その悪いストレスを打ち消すのに、体内のミネラルを消耗しています。

すごく気をつけているママが病気になって、毎日の昼ご飯がコンビニ弁当の旦那さんがケロッとしていたりします。コンビニ弁当の旦那さんが病気にならずに、コンビニ弁当を食べている旦那さんを見てイライラしている奥さんが病気になったりする。変な逆転現象が起きています（笑）。

大事なことは、ゼロリスクを追い求めないことです。ある程度の失敗を自分自身や家族に対して許してあげることが大切です。

いってしまえば、家族とケンカしてまで避けてほしい添加物なんてありません。自分がコントロールできないところはこだわることをやめてみましょう。

ミネラル不足の子どもたち

近年、指摘されているのが、特別支援学級児童数の急増です。少子化でずっと減少していたのに、西暦2000年頃から増加に転じ、いまでも増え続けています。主に発達障害の子どもが増えています。

コンビニや外食が増え、水煮食品が増え、なおかつ重合リン酸塩の使用が増えたのはバブル崩壊後です。それまでも添加物だらけの世の中ではありましたが、90年代後半からミネラル不足になる添加物が増えました。発達障害のお子さんの増加とミネラル不足になる添加物の使用が増えた時期がちょうど同じ時期になります。P76❹のグラフを見てください。点線の全国の児童数は少子化で減っているにもかかわらず、特別支援学級の発達障害のお子さんの数（実線）は増えています。

発達障害の子どもが、すべて先天性だとは思えません。ミネラル不足による新型栄養失調で落ち着きのない子どもが、先天性の発達障害としてカウントされているのではないか？　ミネラル補給で落ち着きが出てくるのではないか？　という予測のもとにモニター調査（私が当時勤務していたＮＰＯ法人食品と暮らしの安全基金）をしました。

すると、自閉症スペクトラム症と診断された小学校２年生の男の子が、ミネラル補給をすることで、授業中に出歩いたり、暴れたり、泣き叫んだりしなくなったのです。ミネラル摂取を意識した食事の改善で、ここまで落ち着きが出てきたということは、おそらく先天性の発達障害ではなく、ミネラル不足に

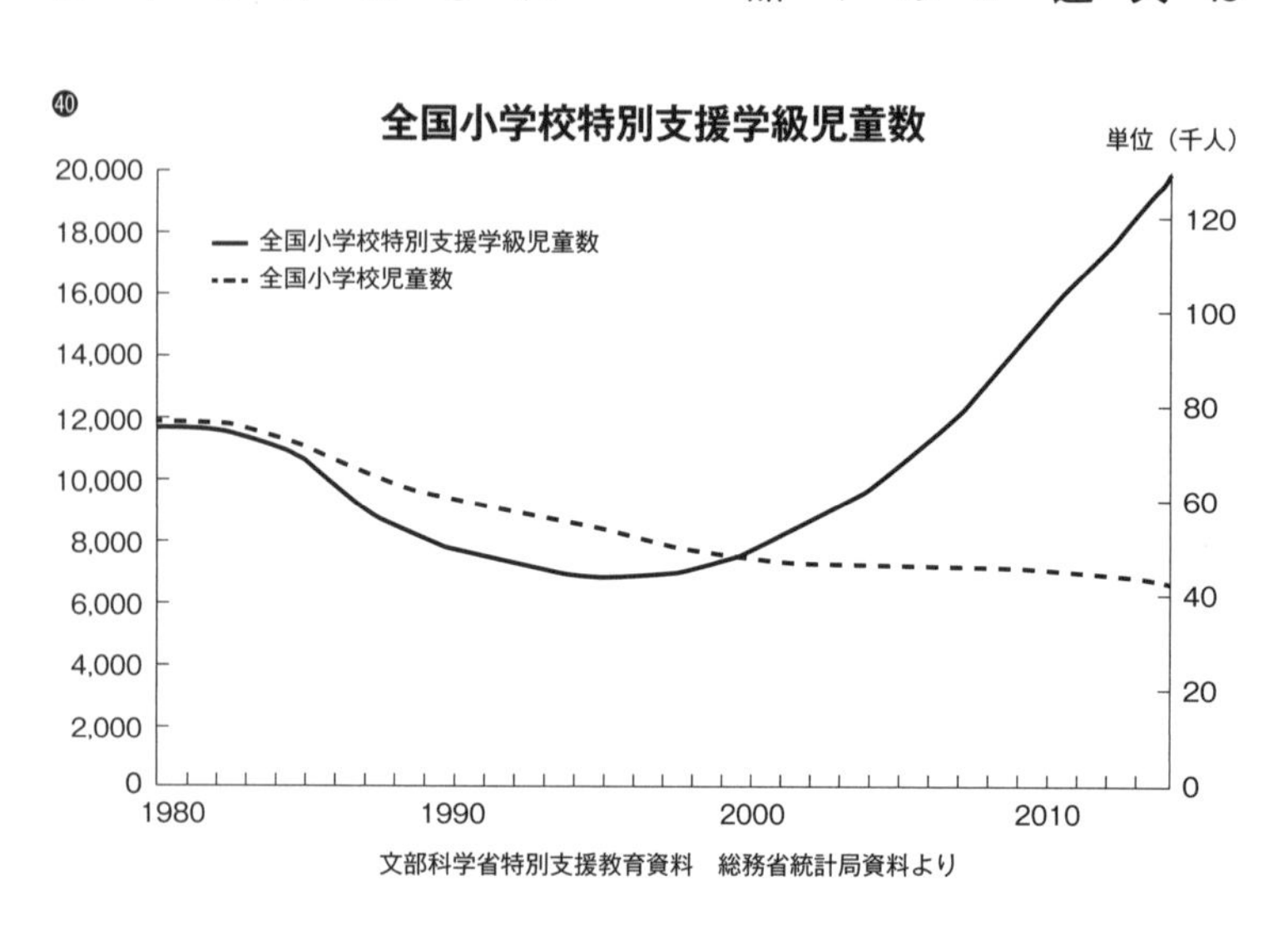

よる新型栄養失調で落ち着きがなかったのではないかと考えられました。

また、落ち着きのないお子さんだけにミネラルを摂取させてもダメだとも思いました。お子さんの前にまず親御さんがミネラルを摂ってほしいのです。感情的に子どもをガミガミ叱っていると『僕がバカだからまたお母さんが怒ってる』と、なかなか子どもの自己肯定感が上がってこないし、逆に親御さんがいつまでも親である自分が悪いと責めて泣いていると、『僕がバカだからまたお母さんが泣いてる』と、それはまたそれでいつまでもお子さんの自己肯定感は上がってきません。

親御さんもミネラル不足なのです。まず親御さんがミネラル補給して、お子さんが暴れたりしても「あとで一緒に片づけようね」とニコニコしているだけで、お子さんに「愛されている感」が出てきます。僕は生きていていいんだという自己肯定感が上がってくるのです。まずは親御さんがミネラルをしっかり摂ることで、自分の気持ちを上げてもらいたいですね。

私も当時モニター調査に協力した『食べなきゃ、危険！』（著／小若順一、国光美佳、食品と暮らしの安全基金）という本に、ミネラル補給で劇的に改善した症例がたくさん出ていますので、興味のある方はぜひご一読ください。

ミネラル吸収UP！な調理法

どうすればミネラルをよりしっかり摂れるのか。

まず、茹で汁を捨てないこと。「蒸す」か「焼く」であれば「蒸す」ほうがいいでしょう。分厚い鍋底の無加水鍋だと焦げにくいです。煮るのであればスープやカレー、シチューのような煮汁ごといただける料理がいいですね。

あとは、「だし」が大事です。ミネラルといえば「だし」ですが、やはり無添加を選んでいただきたい。『だしの素』や『ほんだし』には「アミノ酸」や「○○エキス」などの人工的なうま味調味料が使われています。美味しいけれどミネラル不足なのです。無添加の天然だしパックがおすすめですが、かつお味よりいりこ味のほうがよりミネラルが摂れます。

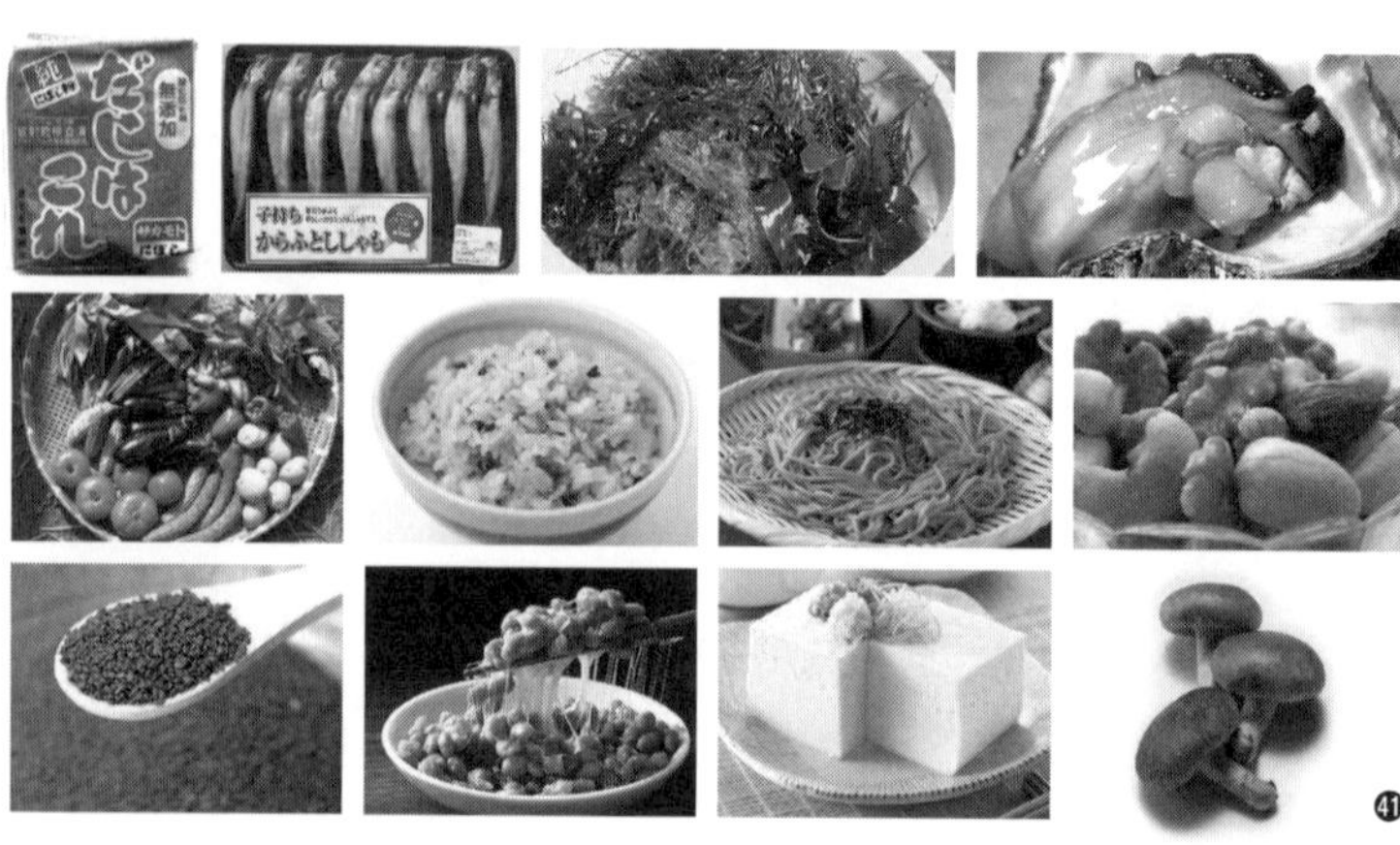

41

ミネラルが豊富な食材㊶（煮干、海藻、魚介類、野菜、雑穀、そば、ナッツ、ゴマ、納豆、豆腐、きのこなど）も日頃から積極的に食事や料理に取り入れていただきたいなと思います。

牛丼屋ばかりで食事をしている人は100円のサラダ（千切りキャベツ）よりも納豆（納豆が苦手なら豆腐）のほうがミネラルの足しになります。白い食パンを好きで食べている人は、クルミパンや玄米パン、全粒粉パンなどにすれば、多少なりともミネラルが摂れます。

さらに、みかんやキウイフルーツ、レモン、グレープフルーツのクエン酸という成分、無添加のぬか漬けやキムチの乳酸という成分、あとは野菜のビタミンCや、酢の物の酢酸という成分、これらを有機酸といいますが、「すっぱい成分」がミネラルの吸収を高めます。

ミネラル値の徹底比較

コンビニ弁当やファミレスの食事には、添加物がたくさん使われていますが、添加物というよりは、ミネラル不足で体に悪影響が出やすいのです。国の摂取基準と比較して、どのくらいミネラル不足なのか、実測値が公表されていますので、興味のある人は読んでみてください。NPO法人食品と暮らしの安全基金より「心身を害するミネラル不足食品」㊷という冊子が出ています。実は私の元勤務先の冊子でして、当時私が分析したミネラル成分も多数収録されています。調べたミネラルは主に5種類（カルシウム・マグネシウム・鉄・亜鉛・銅）だけですが、傾向はつかめます。どれも食事摂取基準に届きません。小食なら、届かなくてもミネラル不足になりませんが、十分なカロリーを食べているのにミネラルが基準未満しか摂れていなければ、ミネラル不足による新型栄養失調になるのです。

ミネラル摂取量が基準に達しなくても、胃液が強力で消化吸収力が高い人は、ミネラル不足になりません。そういう生まれつき遺伝的に消化酵素をバンバン出せる人は、少ないミネラル摂取量でも病気にならない、新型栄養失調になりにくい。

しかし、一般の人は調べた5つのミネラルが基準に届かないような食生活を1ヶ月も続けていれば病気になります。国が定めた食事摂取基準によれば、ミネラル不足では健康を

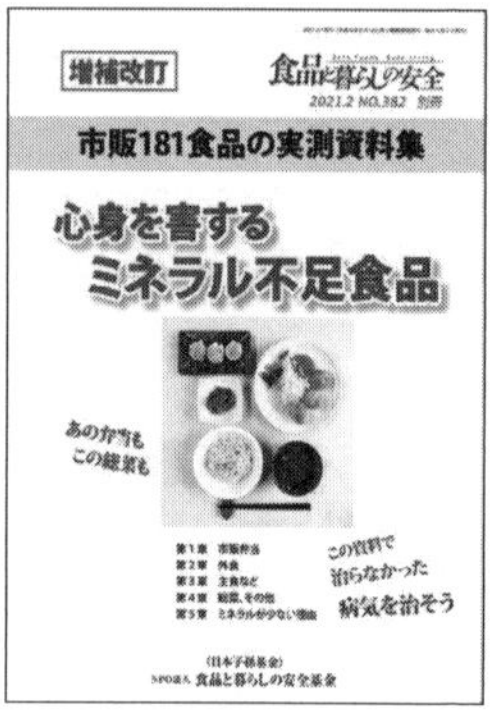

㊷

維持できないということです。

　コンビニ弁当は、カロリーもたんぱく質もしっかり摂れているのに、ミネラルは国の基準に届きませんでした。持ち帰り弁当チェーン店は、ちょっとミネラルが摂れそうな、海苔、豚肉、卵、ごま、煮干し、ひじきが入っている弁当を測っても、やっと鉄と銅が基準値に届いただけでした。

　冷凍食品はやる前からダメだろうなと思っていましたが、やっぱりダメでした。和食ファミレスのランチを分析してみたら、マグネシウムは基準に届いたものの、ほかのミネラルが届きません。ファミレスで強いのはイタリアンですね。チーズやトマトからミネラルを摂りやすいです。社員食堂も、高齢者向け夕食宅配サービスも、ミネラルが基準に届きませんでした。しかし、食べないわけにもいかないので、ふりかけでミネラルを補っていきましょう。おかか（かつお節）よ

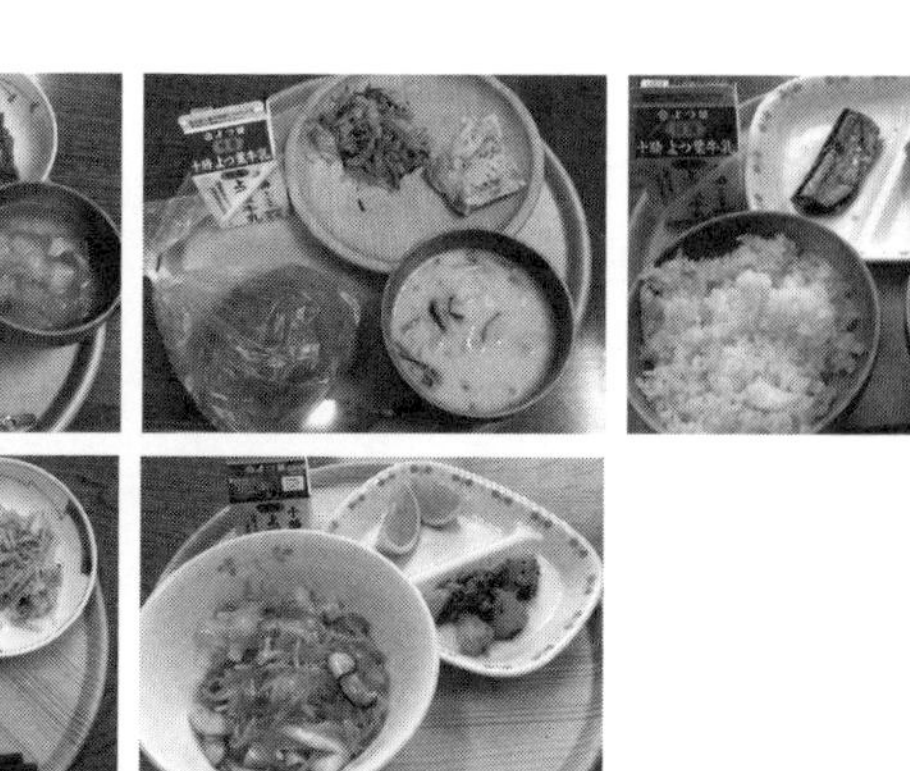

㊸

りは、煮干しのふりかけがおすすめ。雑穀ふりかけもいいですね。きざみ海苔やごまからもミネラルが摂れます。お菓子でミネラルを補うなら、カルシウムはバニラアイス、マグネシウムはポテトチップス、鉄や亜鉛はアーモンドチョコがいい。アーモンドフィッシュなんか最高です。

冊子を見ていくと、ミネラルは何を測っても届かないのではないかとご心配になるかもしれませんが、食材を包丁で切るところから手作り調理すれば勝手に届きます。

その証拠をひとつだけご紹介します。手作りで有名な北海道置戸町の学校給食です❸。1週間分の献立を冷凍便で送ってもらって分析してみました❹。おかずの色が全体的に茶色いのですが、作ってから時間

❹

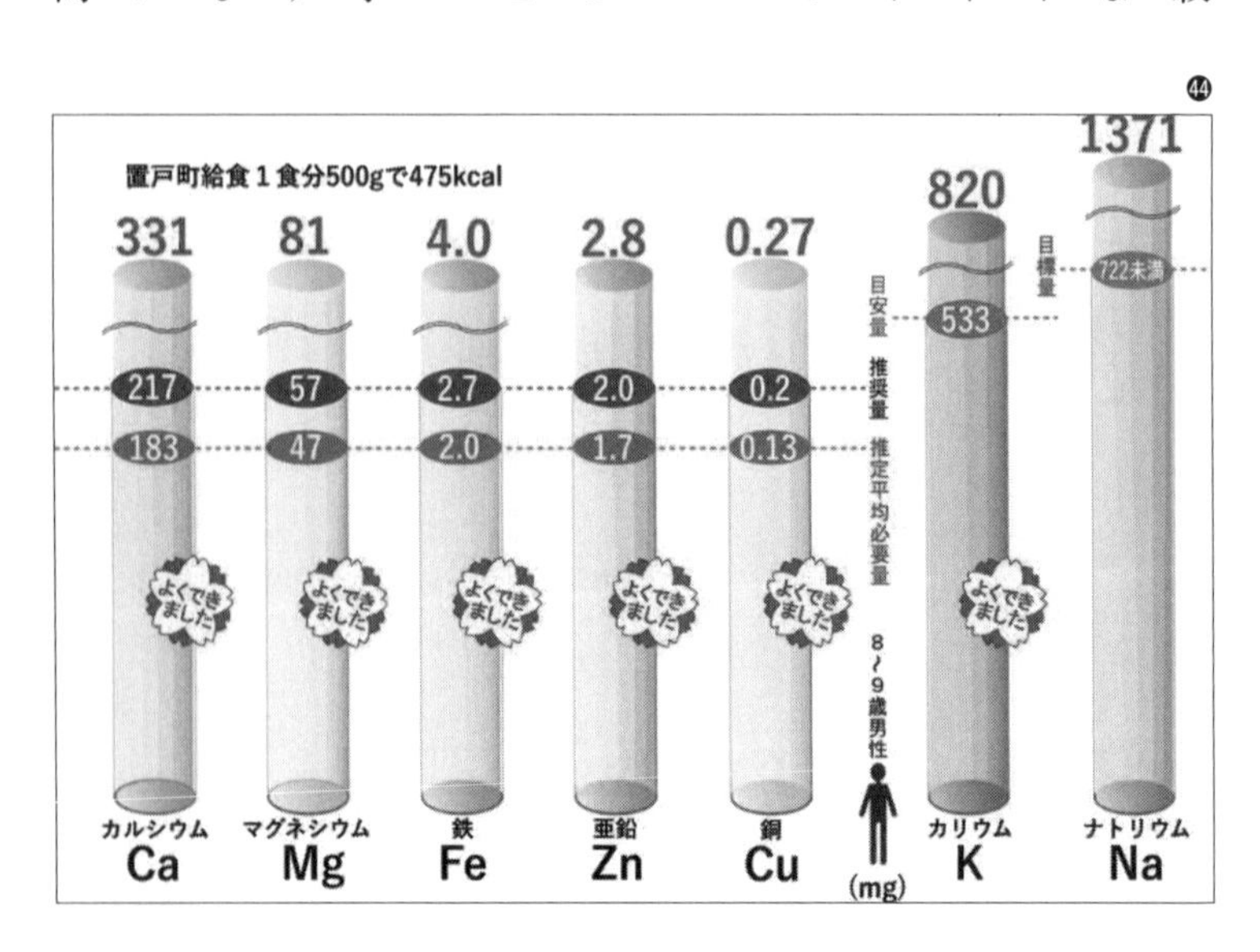

がたって空気中の酸素とミネラル成分がくっついて茶色く変色したのかもしれません。茶色い食事はミネラル豊富なものが多いのです。

分析に出してみたら、やっぱりすごいです。こんなにミネラルが豊富な食事だと、児童の精神状態が落ち着くので、いじめが発生しにくく、先生は学級運営がしやすいと思います。**料理を手作りするだけでミネラルは摂れるようになります。ちなみに、色が鮮やかなスーパーのお惣菜は、ミネラルが基準に届かないことが多いです。**

第3章

避けたほうがいい
ワースト添加物ランキング

危険な添加物

私がここまで何度も伝えてきたのは「ミネラルの重要性」です。腸に悪影響を及ぼす添加物はミネラルの吸収を邪魔するので、できるだけ避けたほうがいいというのが私の考えです。ですが、メリットとデメリットを考えて、それでも必要だと思えば、私も人工甘味料入りの薬を一時的に飲むことはあります。

日本は添加物も農薬も基準の緩い国です。そこら中に気をつけたい因子があります。だからこそ、農薬や添加物を摂ってしまったとしても次の食事や翌日の食事でミネラルをカバーしようという捉え方をしてもらえたらなと思います。**間違えて食べてしまった添加物をもう食べないように…ではなくて、日々の食事の中で必要なミネラルを意識して摂取しながら、できる範囲で楽しく添加物を避けてもらえればいいと思います。**

これから挙げる10種類のワースト食品添加物は、国が認可している添加物です。ミネラルが足りている人にとっては、ただちに健康に影響があるわけではありません。ただ私は、ほかに無添加の類似品が売られているのに、わざわざ体に負担のかかる添加物を食べなくてもいいじゃないかと思っているのです。

多くの添加物は、人体に必要のない化学物質ですから、ビタミンやミネラルを使って排除されます。発がん性があるから添加物を避けてほしいのではなく、人体に必要なミネラルを消耗するから添加物を避けてほしいのです。

中戸川が避けている添加物ワースト10

①人工甘味料（合成甘味料）
②合成着色料
③合成保存料
④防カビ剤
⑤発色剤（亜硝酸ナトリウム）
⑥たん白加水分解物・酵母エキス
⑦化学調味料
⑧パーム油
⑨乳化剤
⑩加工澱粉と増粘多糖類

①人工甘味料（合成甘味料）

私自身がもっとも避けている添加物1位は、人工甘味料です。「アスパルテーム」「スクラロース」「アセスルファムカリウム」「サッカリンナトリウム」「ネオテーム」「アドバンテーム」。この6つはぜひ手にでも書いて買い物に行っていただきたいくらい、避けてほしい人工甘味料です。

人工甘味料の危険性やエビデンスは後述しますが、腸と腸内細菌に悪影響がありそうなのです。腸の状態が悪化すると、腸脳相関といって脳が不安になります。その結果、精神的に不安定になるので、体への影響は大きいと思います。

毒性で考えたら、ほかに1位にすべき添加物はあります。ただ、**合成保存料や合成着色料と異なり、人工甘味料は「体にいいと思って買う人がいる」ことが問題だと思っているのです。**糖類たっぷりのジュースも体に負担がかかりますが、人工甘味料を使ったゼロカロリージュースもまた、体に負担がかかります。

サイダー、コーラ、カルピスなどの清涼飲料水には糖類が多く含まれています。例えばコーラ㊺だとスティックシュガーに換算すると18・8本分の糖類が入っています。スティックシュ

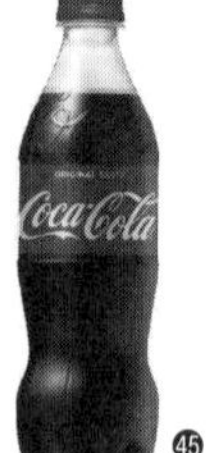

㊺

ガーで換算するとヤクルト㊻は3.8本分。生きて腸まで届く乳酸菌ということで体にいいと毎日欠かさず飲んでる人がいますが、毎日欠かさず3.8本分の精製糖類を腸に入れて、本当に体にいいのか。体内の備蓄ミネラルがこのミネラルを含まない大量の炭水化物の代謝に追われてしまうので大変です。

そこで売られているのが「ゼロカルピス」㊼です。ゼロカロリーでカルシウムをプラスしてありますが、残念なのは「アスパルテーム」「アセスルファムK（カリウム）」「スクラロース」が入っていること。

コカ・コーラ社はトクホコーラも製造していますが、これも人工甘味料だらけですし、キリンのトクホコーラにもやはり3種類入っています。ちなみに人工甘味料でこの「アスパルテーム」「アセスルファムK（カリウム）」「スクラロース」の3種類の組み合わせが多い理由としては、砂糖の味に近づくからです。

なぜ私がこれらの人工甘味料を問題視するのかというと、痩せたい人や糖尿病の人が飲むのに逆効果だと示す論文が出ているからなのです。ネズミを使った実験でもかえって太るという結果が出ています。簡単にこのメカニズムを紹介すると、ゼロカロリーの清涼飲

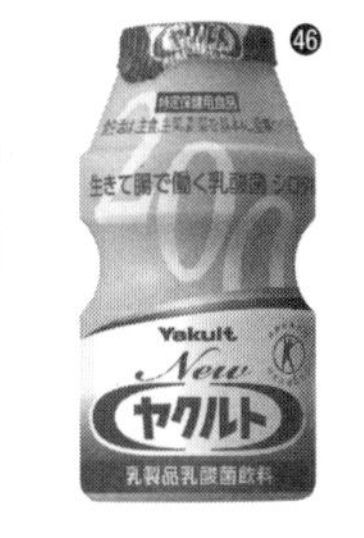

㊻

㊼

料水は、砂糖ゼロでカロリーゼロですが甘い。すると、脳は砂糖たっぷりのジュースを飲んだと勘違いします。血糖値が急上昇してくることを見越して、甘さを感じた段階であらかじめ、血糖値を下げるインスリンというホルモンを分泌してしまうようです。ところが、実際に飲んでいるゼロカロリー飲料には糖類が入っていないので、血糖値がインシュリンを作った分だけ低下してしまいます。血糖値が低下すると、体はすぐに血糖値を回復しようとして「空腹」の信号を出します。つまり、人工甘味料の飲料を飲めば飲むほど食欲が増加してしまうのです。**糖尿病の人やダイエットを考えてる人が、これらのゼロカロリー飲料を飲んでしまうことによって、かえって太ってしまったり、血糖値コントロールを乱して糖尿病になってしまいます。**

数年前に『Nature』という科学雑誌でイスラエルの研究チームが、人工甘味料は糖尿病や肥満など生活習慣病のリスクを上げ、代謝に関わる腸内細菌のバランスを崩して血糖値が下がりにくい状態にする作用があるという研究結果を発表しました。これはマウスを使った研究でしたが、2022年には学術誌『Cell』で、同様の試験を人間で行った報告がありました。人工甘味料は人間の腸に棲む細菌の働きを妨げるだけでなく、食後に血糖値を下げにくくする可能性があることがわかりました。血中にぶどう糖が長くとどまるほど、糖尿病、心血管疾患、慢性腎臓病のリスクは高くなるようです。

人工甘味料入りドリンクによって、やせたまま糖尿病になるのであれば、むしろ糖類たっぷりのドリンクで、太って糖尿病になったほうが、治しやすいのではないでしょうか。

もう一つは、数年前に国立健康・栄養研究所が発表したもので、米国のケースウエスタンリザーブ大学からの動物実験報告があります。人工甘味料の一種であるスクラロースが炎症性の腸の病気・クローン病を悪化させるという報告でした。**2022年には、フランス国立保健医学研究所の研究で、人工甘味料の摂取量が多い人は、がんのリスクがわずかに高まる可能性のあることが示されました。**ついに発がん性疑惑まで出てきたのです。

そういう数多くの論文が出ているにもかかわらず、国は認可を取り下げない。なぜか。安全性を証明する論文も負けずにたくさん出ているからです。おそらく人工甘味料を売りたい（使いたい）陣営が、人工甘味料の安全性を証明してくれる研究者にお金を出している可能性があります。もっとも、砂糖などの糖類を売りたい（使いたい）陣営が、人工甘味料の危険性を証明してくれる研究者にお金を出しているのでしょうから、どっちもどっちなのですが。

どんな飲み物、食べ物に人工甘味料が使われているのか。

まず、㊽のスポーツドリンク。写真にあるのが大体売れ筋ベストテンです。7割に人工甘味料が入っています。ポカリスエットとアクエリアスでは、ポカリスエットのほうがマシですね。ところが、スーパーでは、たいていアクエリアスのほうが安く売られています㊾。実は人工甘味料は、安価に甘くできるので、コストダウンの切り札なのです。高くてもいいから、ポカリスエットを買ってほしいと思います。スポーツドリンクではありませんが、キリンのソルティライチでもいいです。

㊿は日清の完全メシ。「これ1つで栄養とおいしさの完全バランス」と書いてある通り、この「完全メシ カレーメシ」を食べるほうが、日清のカップ麺を食べるより、幅広い栄養を摂ることができます。しかし残念ながら、人工甘味料を使用しています。もったいない。これでは不完全メシです。同じく完全メシのスムージーにも人工甘味料が入っています。完全メシを買うなら、人工甘味料不使用の「完全メシ 大

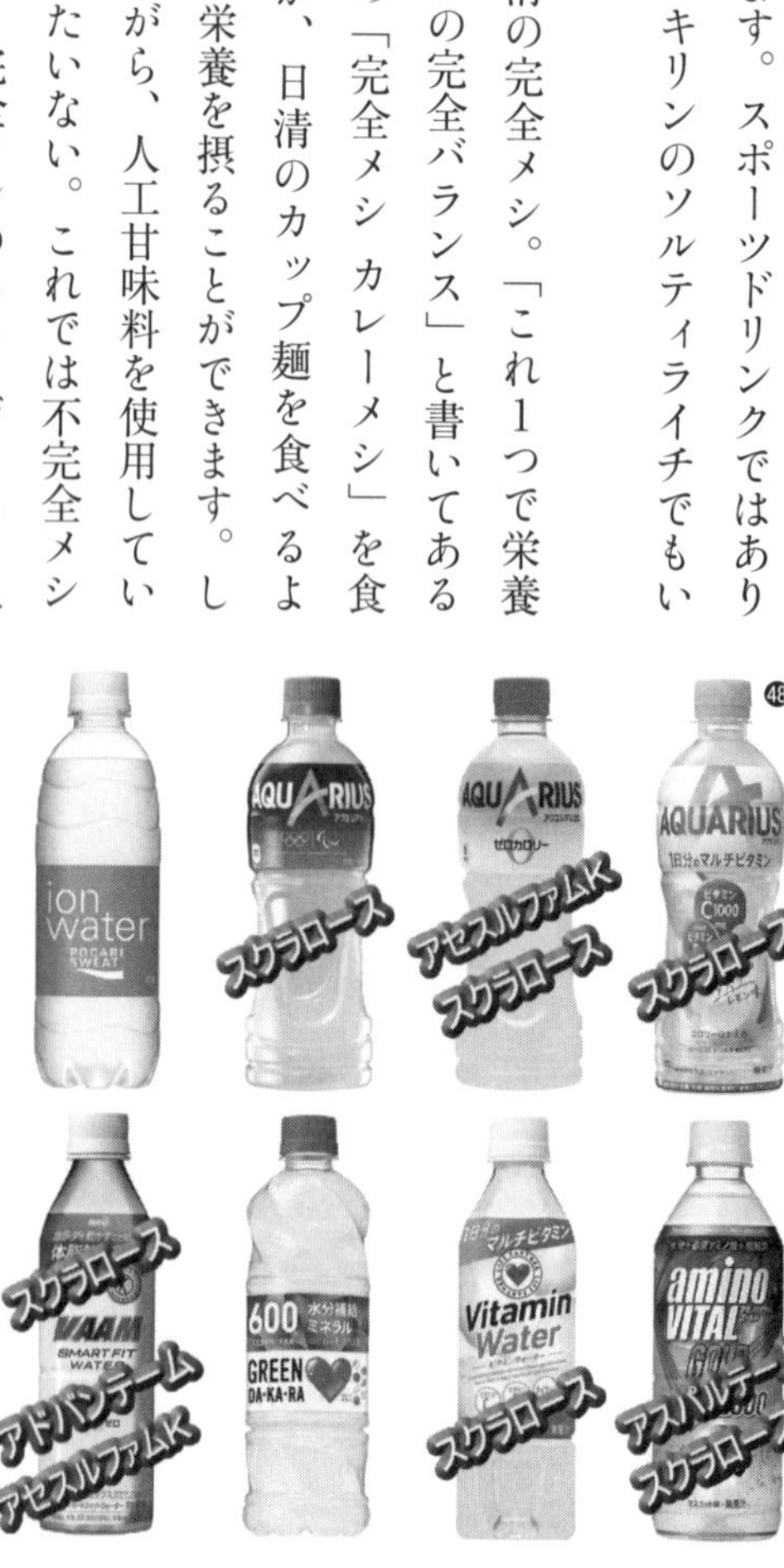

豆グラノーラ」や「完全メシ 豚辛ラ王 油そば」を選びましょう。完全メシと似たようなコンセプトで、ベースフード「完全栄養のパン ベースブレッド」(51)というのが売られていますが、こちらのパンには人工甘味料は使われていません。完全メシシリーズより添加物が少ないです。ベースブレッドの中でも特に添加物が少ないのはプレーンです。メープル、シナモン、チョコレートよりおすすめできます。

(52)はグリコのカフェオーレ。2020年の大幅リニューアルで、人工甘味料を使用するようになってしまったのですが、2023年現在は人工甘味料不使用になっています。みんなが買わなくなれば、メーカーだって人工甘味料を使わなくなりま

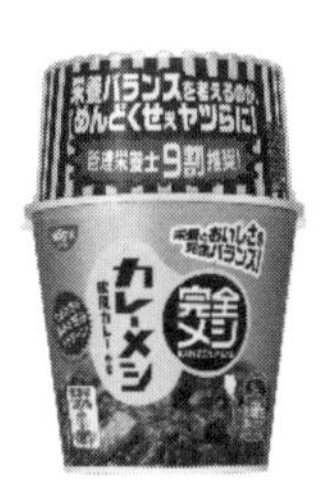

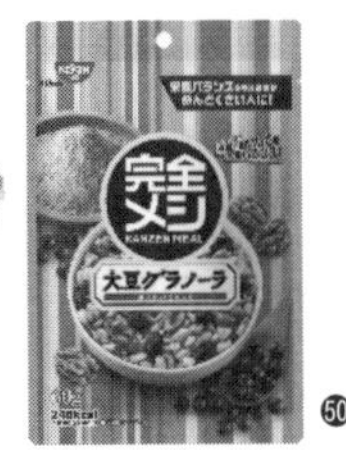

(50)

(49)

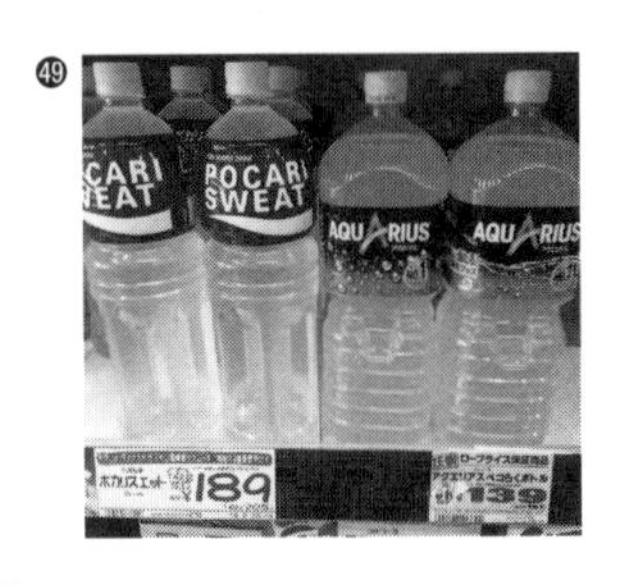

(52)

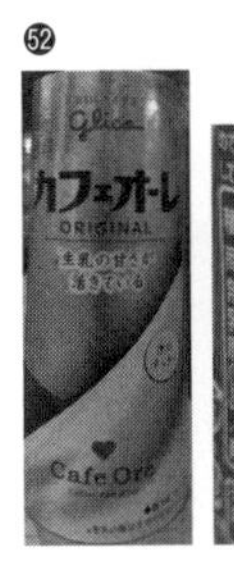

2023年

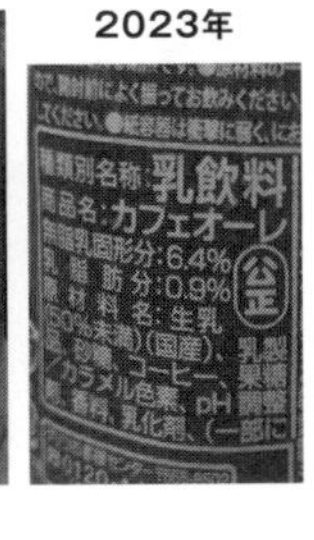

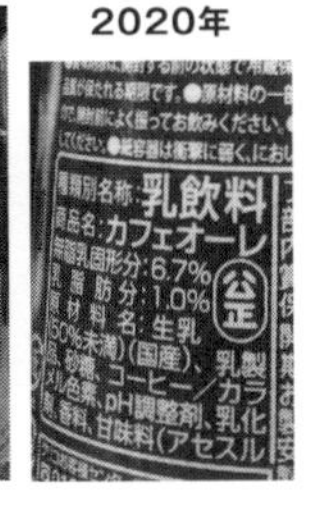

2020年

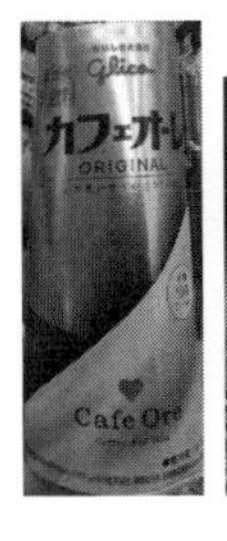

(51)

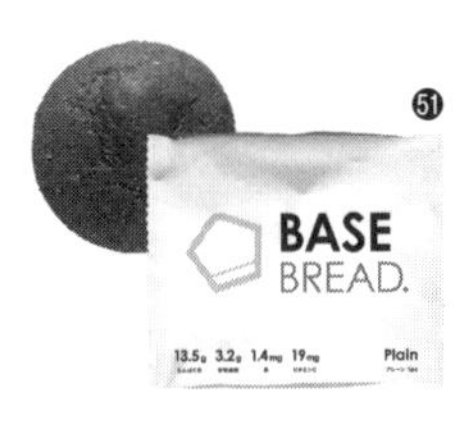

す。毎日の買い物は投票なのです。

53のモンスターエナジーはもう全滅です。レッドブルのほうがマシですが、注意して買わないと、レッドブルにも人工甘味料を使った「シュガーフリー」があります。

54は私の世代がよく飲む栄養ドリンクです。通販サイトで調べた売れ筋ベスト12ですが、7割が人工甘味料使用です。残念なのがチョコラBB。2種類の人工甘味料が入っています。マシなのは昔からあるもので、リポビタンDやチオビタ、アリナ

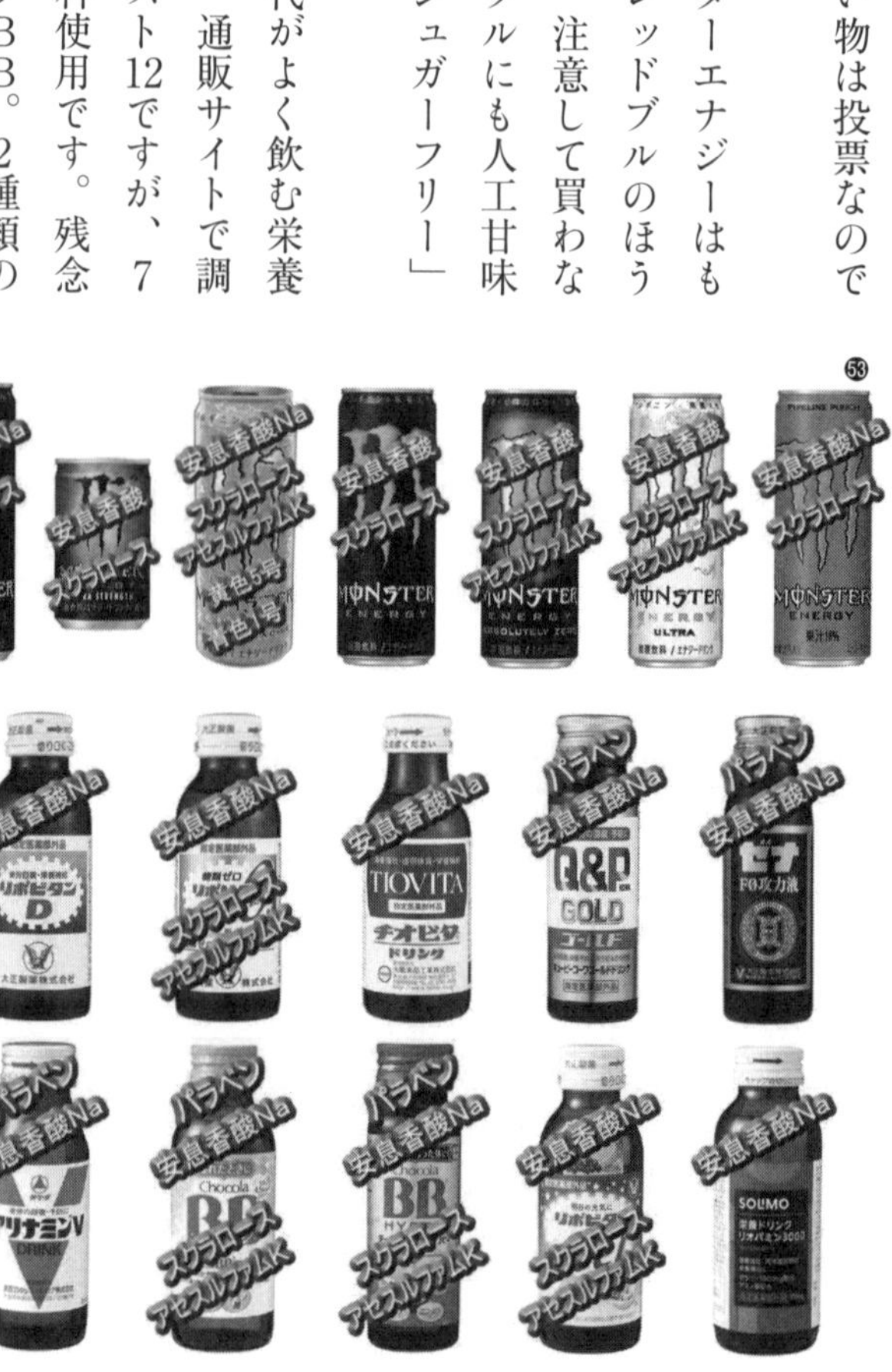

ミン。おそらく私が子どもの頃から原材料が変わっていないのではないかと思います。スクラロースもアセスルファムカリウムも西暦２０００年前後に認可された新しい添加物なので、昔からあるドリンクには入っていません。すべてのリポビタンDがマシなわけではなくて、糖類0リポビタンDとかリポビタンDスーパーはNGです。人工甘味料が入っています。栄養ドリンクの多くは、分類上、そもそも「食品」ではなく「指定医薬部外品」なので、合成保存料が使用されていることは、ある意味、仕方のないことでして、人工甘味料の有無だけチェックしていただければと思います。

55のノンアルコールビールも、人工甘味料が入っているものと入っていないものがありますが、居酒屋でよく見かけるアサヒのドライゼロとサントリーのオールフリーはどちらもアセスルファムカリウムが入っています。

缶コーヒーは特に微糖が人工甘味料です。56のようにブラック無糖、無香料、無乳化剤の缶コーヒーを選んでください。

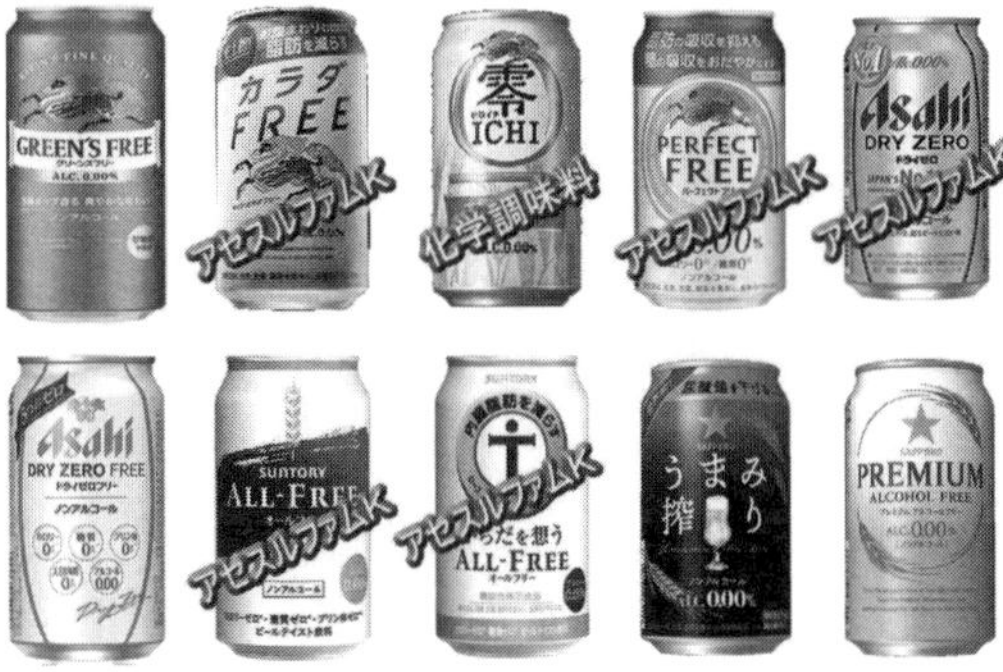

㊼のスティックタイプのカフェオレもだいたい人工甘味料入りです。

㊽はR1ヨーグルト。ドリンクタイプはアスパルテーム、カップタイプはスクラロース、それ以外は糖類たっぷりということで、R1ヨーグルトを買うなら、無添加無糖プレーンを買うしかありません。

㊾のプロテイン、人気のザバスは人工甘味料を使用したものがほとんどです。トップアスリート向け商品の一部に人工甘味料不使用がありますので、トップアスリートではない方も、トップアスリート向けザバスを買ってください。それは高価だから嫌だという方は、スーパーでスキムミルクを買ってプロテインの代わりにしてください。無添加でたんぱく質豊富です。

㊿はジュニアプロテインなのですが、ザバスとウイダーでは大きく違います。ウイダーは人工甘味料不使用なので、少し高い値段で売られていることが多いです。原材料表示を見ない人は、安価なザバスを買いますよね。おすすめはウイダーです。ただし、

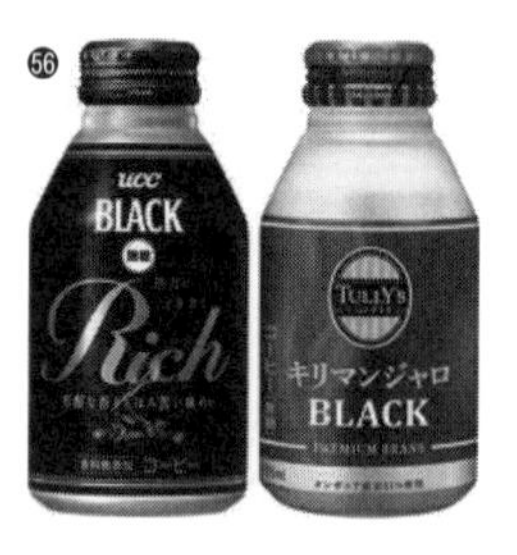

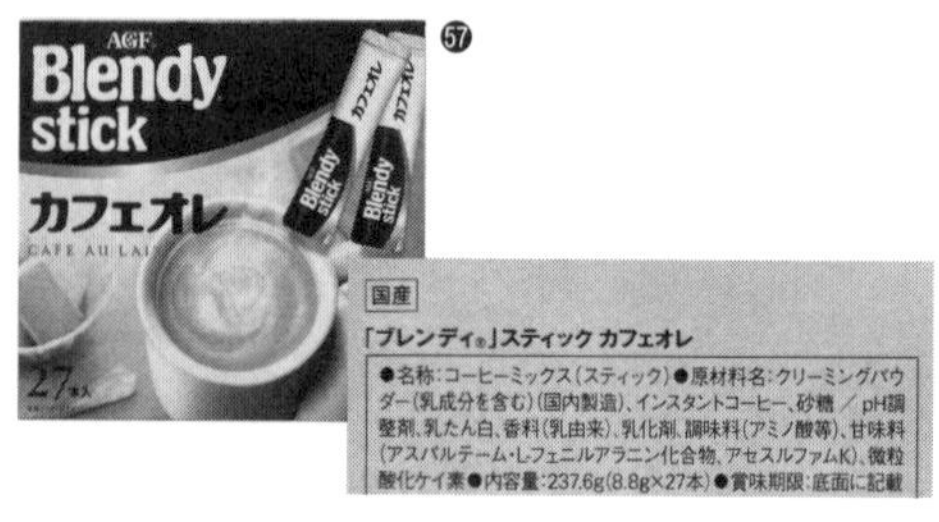

国産

「ブレンディ®」スティック カフェオレ

●名称：コーヒーミックス（スティック）●原材料名：クリーミングパウダー（乳成分を含む）（国内製造）、インスタントコーヒー、砂糖／pH調整剤、乳たん白、香料（乳由来）、乳化剤、調味料（アミノ酸等）、甘味料（アスパルテーム・L-フェニルアラニン化合物、アセスルファムK）、微粒酸化ケイ素●内容量：237.6g（8.8g×27本）●賞味期限：底面に記載

ウイダーのジュニアプロテインがすべて人工甘味料不使用というわけではありません。ウエハースタイプには人工甘味料のスクラロースが使用されているので、必ず表示を確認してから、人工甘味料不使用を買ってほしいと

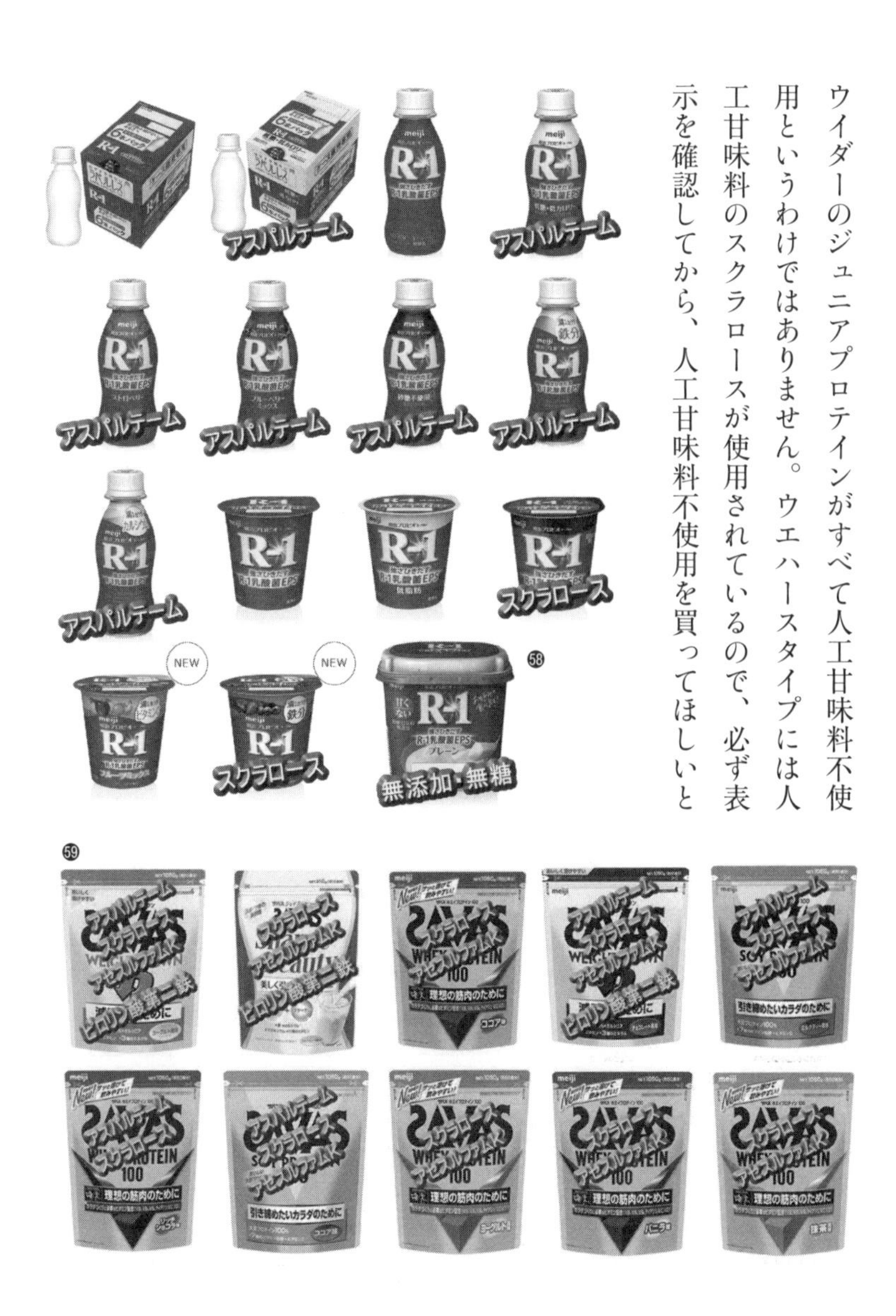

思います。

61はうまい棒です。たくさん種類がありますが、私の知る限り人工甘味料が入っていないのはやさいサラダ味、牛タン塩味、チョコレートだけです。

62はグリコのポッキーですが、以前は期間限定の商品に人工甘味料が使われていたので、定番品のポッキーを選ぶべきだとお伝えしてきました。ところが、2022年に江崎グリコの社長が代わってから、人工甘味料不使用が増えてきました。「濃い深み抹茶ポッキー」からも、「つぶつぶいちごポッキー」からも、人工甘味料が

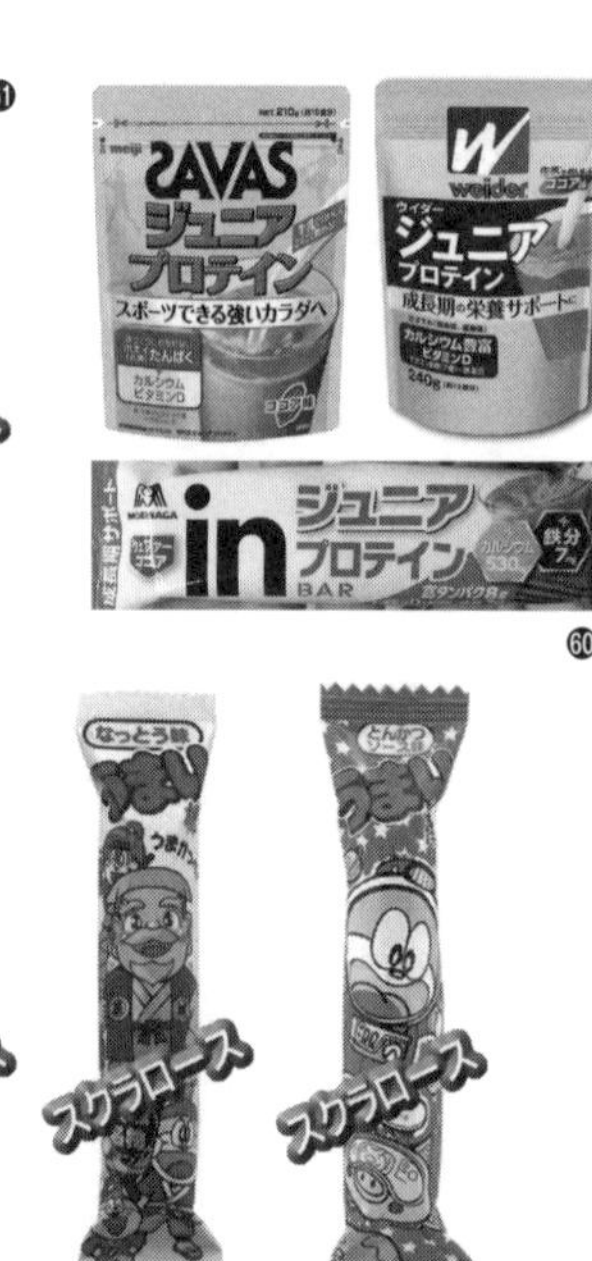

消えました。グリコさん、ありがとうございます。

63はモナカアイスです。森永製菓のモナカアイスは、チョコモナカジャンボをおすすめしてきました。バニラモナカジャンボには人工甘味料が使用されていたからです。ところが2022年に、バニラモナカジャンボから人工甘味料が消えました。森永製菓さん、ありがとうございます。ロッテのモナ王は人工甘味料なのでおすすめしません。

62

63

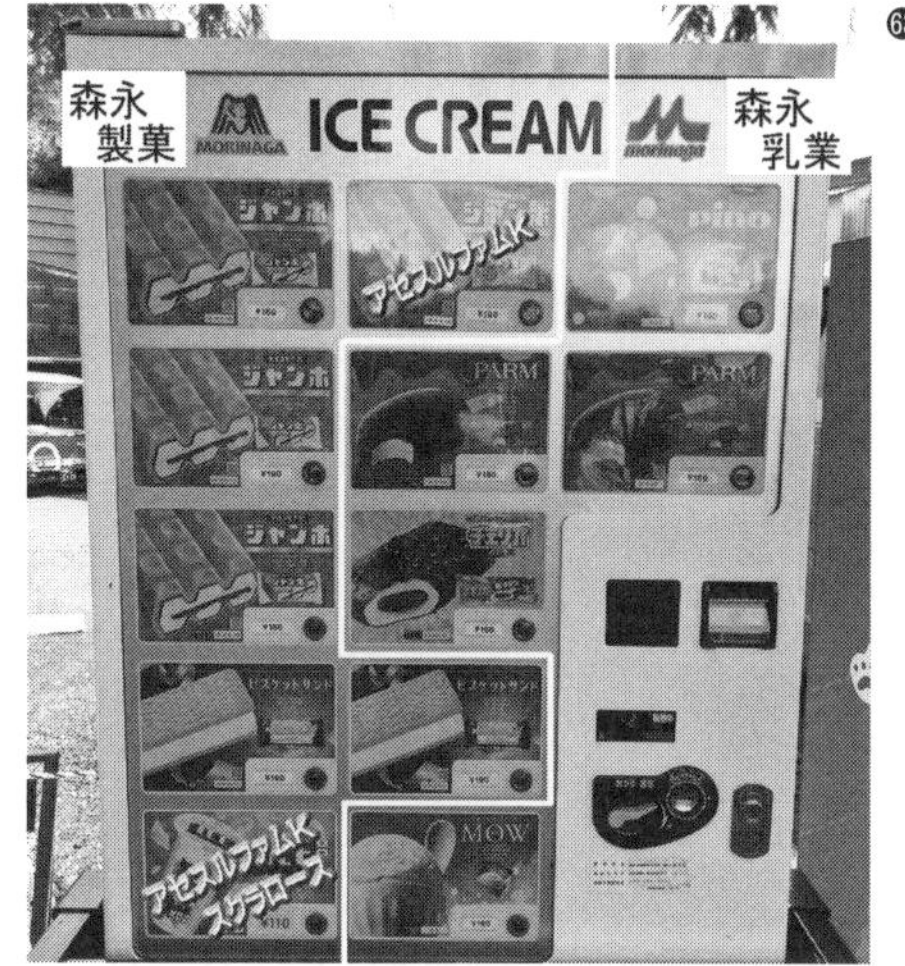

64は100均によくある最後のレジ近くでいくつも小袋が連なったカレンダー商品ですが、こういうものはよく裏を見てください。最近のお菓子だと人工甘味料のスクラロースが入っています。東ハトのアンパンマン「ふんわりコーン」には人工甘味料スクラロースが入っています。買うなら昔からある「キャラメルコーン」がおすすめ。

65はピジョンのベビー飲料「すっきりアクア」ですが、人工甘味料スクラロースが入っています。そもそも「りんご」と書いてあるのに無果汁なのもどうかと思います。赤ちゃんの電解質補給なら「ミネラルアクア」のほうがマシです。

66はマタニティ&ママ用の和光堂「葉酸キャンディ」です。人工甘味料のアセスルファムカリウムとスクラロースを使用しています。マウスを使った研究で、これらの人工甘味料が胎盤を通じて母親から子に移行することが確認されています。また授乳中は、母乳を介して子に移行してし

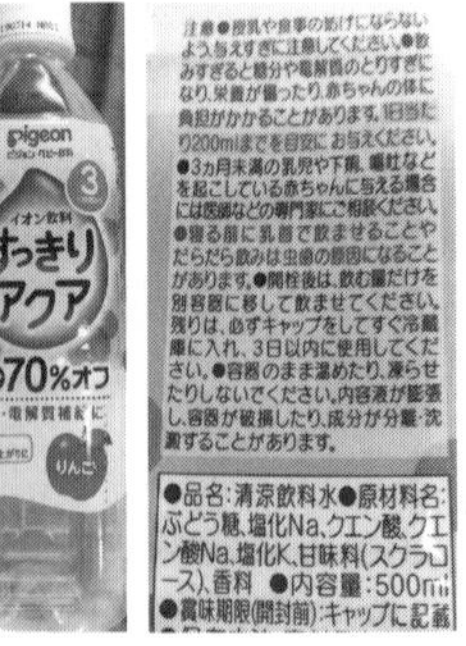

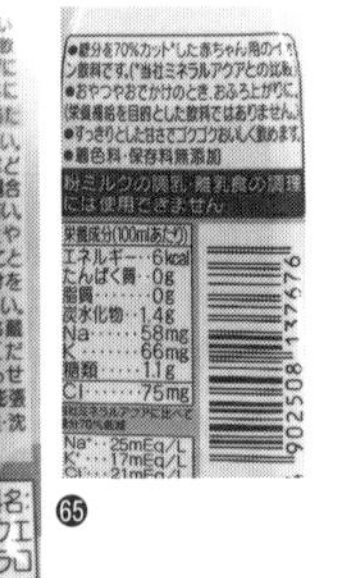

65

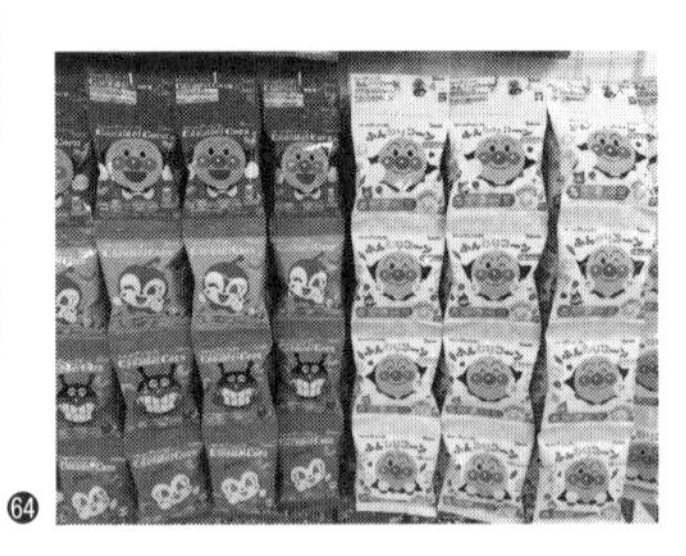

64

まいます。人工甘味料不使用の葉酸サプリも市販されていますし、和光堂なら「マタニティチャージ鉄プラス」のほうがマシです。葉酸は妊娠期に必要なビタミンですが、できれば野菜から葉酸を摂っていただきたいです。

(67)は葉酸が摂れる飲料として有名な、グリコ「毎日ビテツ」ですが、こちらも人工甘味料スクラロースが入っています。グリコなら「野菜足りてますか？」というジュースのほうがマシです。

人工甘味料は安価に甘くできるだけではなく、添加物の臭み取りにも使用されるので、ありとあらゆる食品に入っています。食品表示を見ると、アレにもコレにもビックリするほど人工甘味料が使われていますが、よく見れば人工甘味料不使用の類似品が買えるものです。値段だけでなく原材料表示をよく見ましょう。

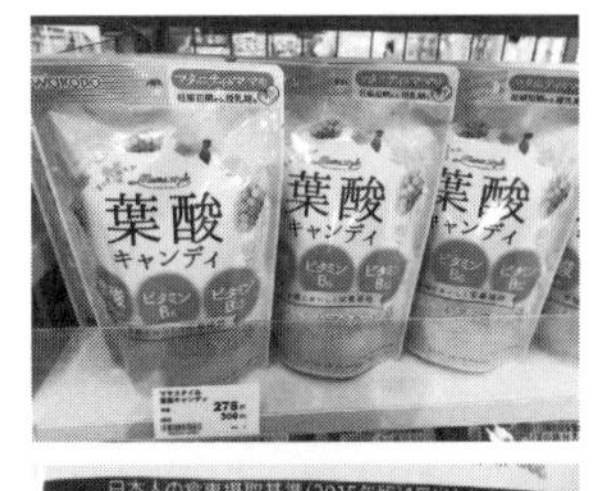

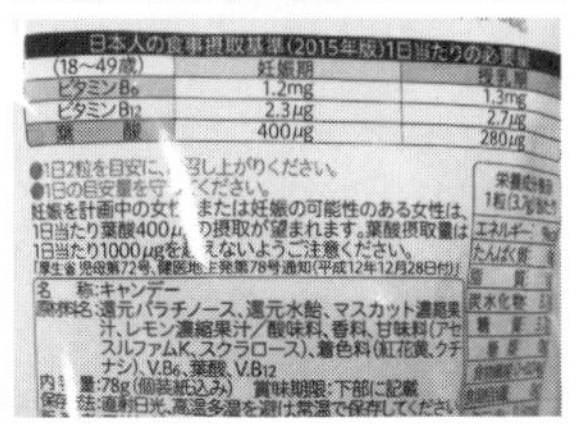

(66)

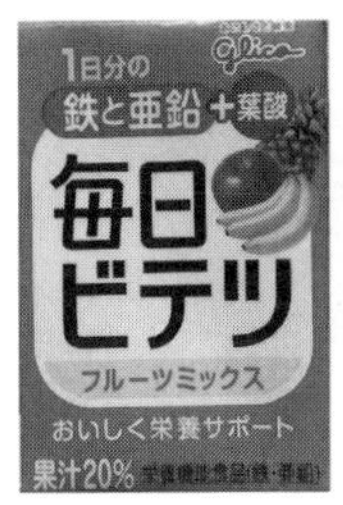

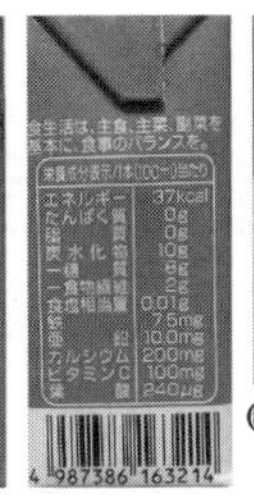

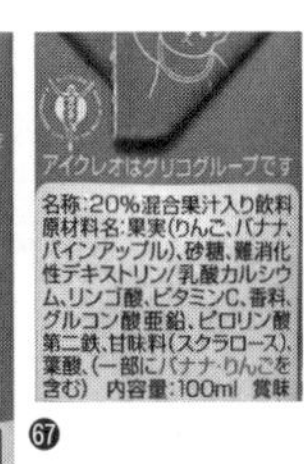

(67)

②合成着色料

合成着色料は石油から作るタール色素、赤・青・黄色に番号がついているものがそうです。天然着色料はカラメル色素、クチナシ色素、アナトー色素、紅花色素、コチニール色素、ラック色素などがあります。コチニールとラックは、カイガラムシ由来ですね。

これも第1章で少し触れましたが、天然着色料であっても、コチニール色素（カルミン酸色素）にはアレルギー性が指摘されています。しかし最近は、アレルギーの原因となるたんぱく質が低減化されているので、それほど心配しなくていいと思います。化粧品（リップなど）に使われるコチニール色素（カルミン酸色素）は要注意です。

合成着色料は、発がん性が疑われるものがあるので避けたほうが無難です。ほかにいくらでも無着色（もしくは天然色素使用）のものがありますから、原材料表示を見て、もっともマシなものを選んでいただければと思います。

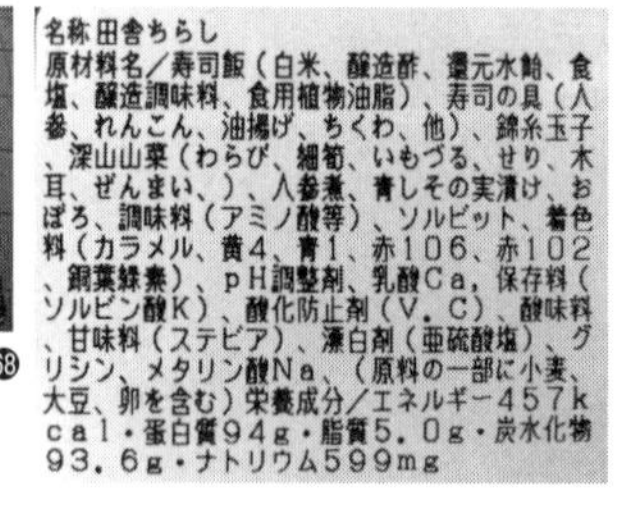

名称 田舎ちらし
原材料名／寿司飯（白米、醸造酢、還元水飴、食塩、醸造調味料、食用植物油脂）、寿司の具（人参、れんこん、油揚げ、ちくわ、他）、錦糸玉子、深山山菜（わらび、細筍、いもづる、せり、木耳、ぜんまい、）、人参煮、青しその実漬け、おぼろ、調味料（アミノ酸等）、ソルビット、着色料（カラメル、黄4、青1、赤106、赤102、銅葉緑素）、ｐＨ調整剤、乳酸Ｃａ，保存料（ソルビン酸Ｋ）、酸化防止剤（Ｖ．Ｃ）、酸味料、甘味料（ステビア）、漂白剤（亜硫酸塩）、グリシン、メタリン酸Ｎａ、（原料の一部に小麦、大豆、卵を含む）栄養成分／エネルギー４５７ｋｃａｌ・蛋白質９４ｇ・脂質５．０ｇ・炭水化物９３．６ｇ・ナトリウム５９９ｍｇ

68

⑥⑧のお弁当にも合成着色料が使われています。
⑥⑨のブレスケアには、人工甘味料と共に、合成着色料の緑3号と黄4号が使用されています。緑3号も黄4号もEUでは禁止されているということもあり、日本でも、ほとんど見かけないレアキャラ着色料です。食べてみたい方は、この「ブレスケア」がおすすめです。ちなみに、同じ小林製薬の「噛むブレスケア」だと、人工甘味料も合成着色料も不使用ですのでおすすめです。
⑦⓪は富士山サイダーと富士山コーラです。まったく違った添加物が楽しめます（笑）。富士山サイダーは青色1号の発がん性とリン酸塩のミネラル不足を楽しめます。富士山コーラは山頂の雪をイメージしたホワイトコーラになっていまして、人工甘味料で腸内環境悪化が楽しめます。土産にはぜひ2種類を買って、仲の悪いご近所さんへのお土産にしてあげたらいいと思います。
⑦①の和菓子の断面は、青色1号、赤色3号、赤色105号の美しい3種類の合成着色料のグラデーションになっています。合成着色料ファンの方はお土産に買ってみてください。

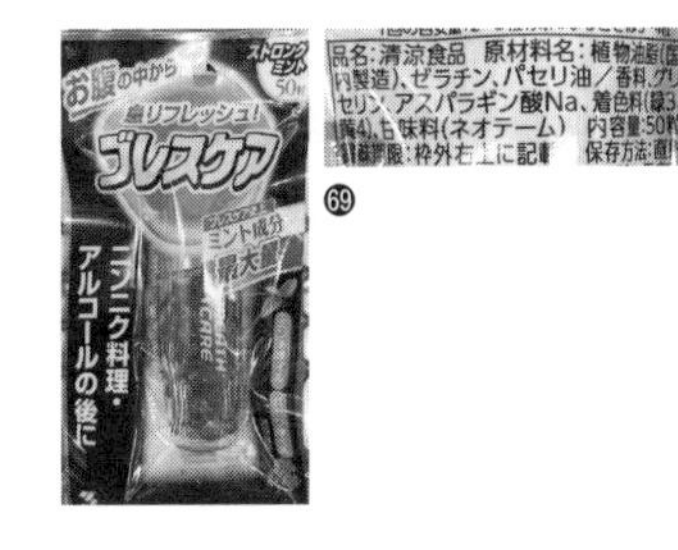

⑥⑨

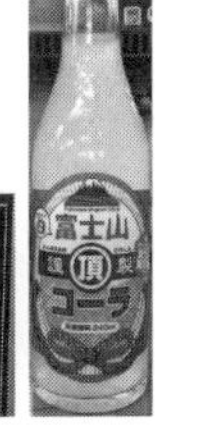

⑦⓪

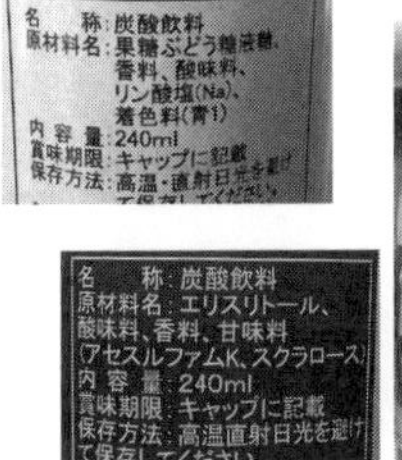

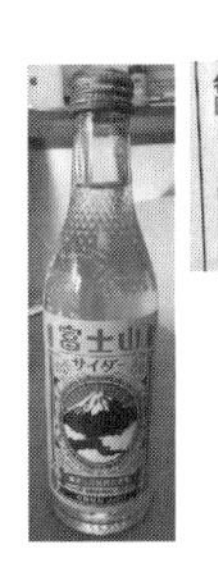

❼❷は大人気「地球グミ」です。小学生がこれを買っているそうですが、大人でも食べるのに勇気が必要です。青1号とコチニール色素を楽しみたい方はどうぞ。

❼❸は無印のメロンソーダです。これは合成着色料不使用です。ですが、とても地味な色です。これがメロンソーダ!? というくらい地味な色ですが、天然色素だと緑にするのにはこれが限界です。❼❹のメロンソーダはとてもきれいなメロン色です。合成着色料の黄色と青色を混ぜているので、やはりきれいです。

❼❺はフリスクのクリーンブレス（フレッシュミント）ですが、青1号が入っています。

土産物類❼❻は合成着色料を使っているものが多いです。プリントクッキーなども熱に強い合成着色料を使います。

ディズニーランドでもシーでも、パーク内のお土産屋さんはオリエンタルランドが販売しているので、合成着色料はまず見かけません。ところが、パークを一歩出るとディズニーストアが販売するお菓子になります。オリエンタルランドと違ってディズニー

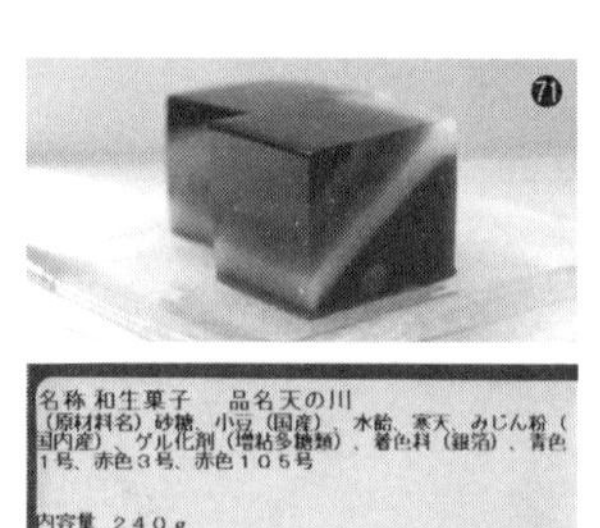

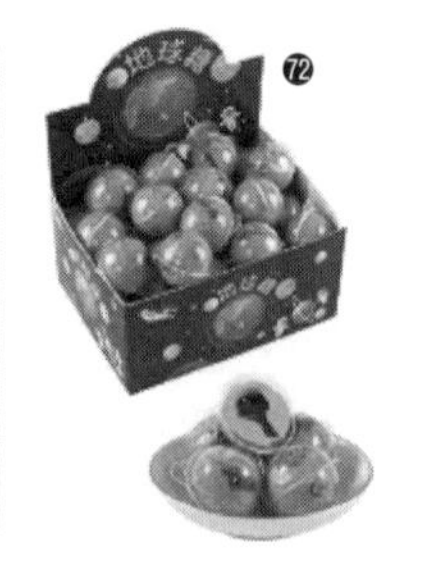

ストアのお菓子は合成着色料をよく見かけます。ディズニーランドへ行ったらパーク内でお土産は買ってください。そうすれば合成着色料は入っていないと思います。

㊆はたくあん漬ですが、表示を見ると着色料（カラメルⅠ）と書いてありました。カラメル色素は、色素の製造時に、亜硫酸化合物やアンモニウム化合物を使うかどうかで、カラメルⅠからカラメルⅣの4種類に区分されます。カラメルⅡだと亜硫酸化合物を使用。カラメルⅢだとアンモニウム化合物を使用。カラメルⅣだと両方使用。これは避けたいですね。カラメルⅠはどちらも不使用です。EUだと、どのタイプのカラメル色素か、区分表示の義務がありますが、日本はなし。「カラメル色素」や「着色料（カラメル）」などと書くだけでいいのです。このたくあん漬は、あえてカラメルⅠと表記することで、消費者に安心して食べていただこうというわけです。

カラメル色素は着色料の中では用途がもっ

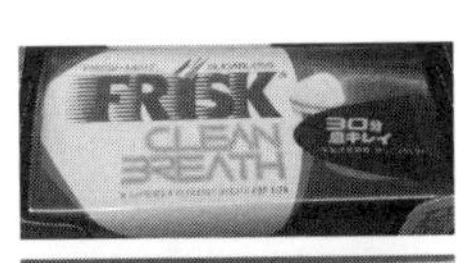

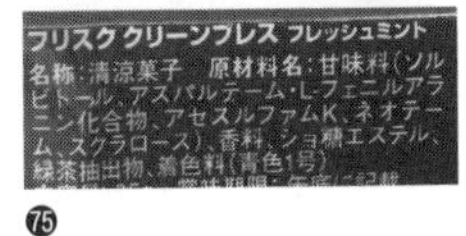

㉟

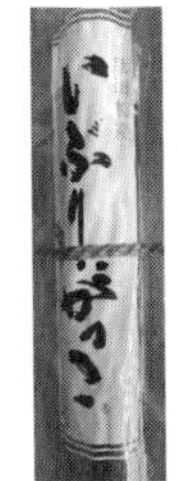

㊆

名称　たくあん漬
原材料名　大根、漬け原材料［砂糖、米ヌカ、食塩、昆布だし、醸造酢（りんごを含む）］／着色料（カラメルⅠ、紅花黄）

原料原産地名　国産
内容量　1本

㊅

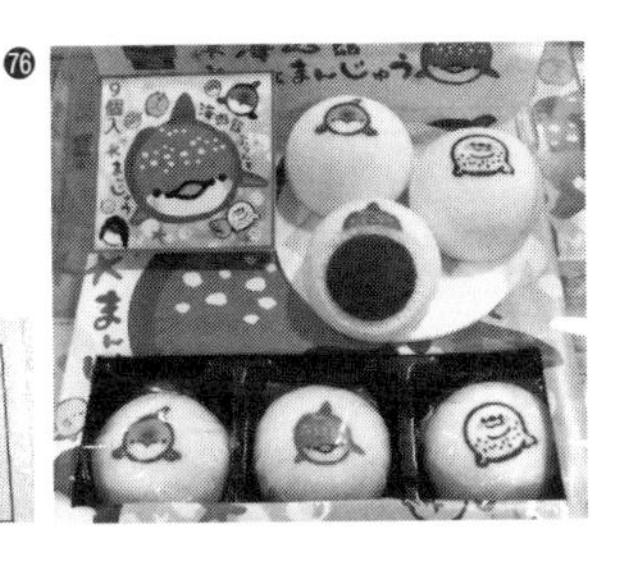

商品名	海遊館ぷりんとまんじゅう
名称	和生菓子
原材料名	こしあん（赤生餡、砂糖、還元水飴）、小麦粉、砂糖、植物油脂、山芋粉、コーンシロップ、膨張剤、乳化剤、カゼインNa、酸化防止剤（トコフェロール）、香料、着色料（青1、黄4、赤102、赤106）、（原材料の一部に乳成分、大豆を含む）

とも広く、使用総量がもっとも多いです。食品用着色料の8割以上がカラメル色素ですから、食品表示で見る機会が多いと思います。

③合成保存料

合成保存料は数種類ありますが、そのうち「ソルビン酸」と「安息香酸」という言葉を覚えていただければ、だいたい避けられます。

なぜ避けたいのか。発がん性も心配ですが、腸内細菌への悪影響を心配しています。合成保存料は微生物や雑菌の繁殖を抑える化学添加物です。当然、微生物の増殖を抑えるので、腸内細菌にも悪影響があるのではと心配しているわけです。

ただ、保存料は防腐剤なので「必要悪」でもあります。保存料が入っているから安心して食べることができるという加工食品も多いので、合成保存料の存在を全否定しているわけではありません。

清涼飲料水の場合、酸味料などでpHを下げるか、保存料を使わないと、食中毒が心配です。いや、一度に飲み切ってしまうのなら、食中毒の心配はありません。飲みかけの状態で常温放置し、翌日、思い出して残りを飲んだりすると、口の周りの食中毒菌が、栄養ドリンク内で増殖して毒素を作っている可能性があります。お腹をこわす程度では済まないかもしれません。

買おうと思った商品の中で、保存料不使用のものがあればそちらを選ぶのがいいと思います。類似商品すべてに保存料が入っていたら、ミネラルなどの栄養補給をしていくことが大切です。

ソルビン酸カリウムは❻❽の弁当類（P102）など安いスーパーのお弁当に入っています。あとはタコさんウインナーのようなもの。子どものお弁当に入れないでください（笑）。保存料不使用のウインナーは、いくらでも見つかります。

❺❸のモンスターエナジー（P94）にも安息香酸が使われています。

地域の伝統食品なので悪くいいたくないのですが、❼❽の九州で大人気の甘口醤油はどうしても保存料を使う場合が多いです。パラオキシ安息香酸といってエナジードリンクの安息香酸ナトリウムと少し違うタイプの合成保存料です。パラオキシ安息香酸は、薬や化粧品の表示のパラベンに相当するものです。福岡の醤油メーカーでは、添加物を使わずに、市販の甘口醤油に近い味わいを目指した「自然派あまく

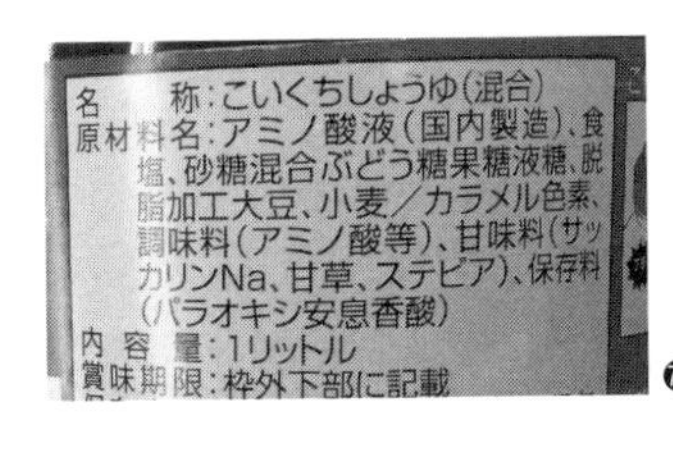
名　称：こいくちしょうゆ（混合）
原材料名：アミノ酸液（国内製造）、食塩、砂糖混合ぶどう糖果糖液糖、脱脂加工大豆、小麦／カラメル色素、調味料（アミノ酸等）、甘味料（サッカリンNa、甘草、ステビア）、保存料（パラオキシ安息香酸）
内容量：1リットル
賞味期限：枠外下部に記載

❼❽

ち」を製造しています。そういった甘口醤油を選ぶのもいいですね。

(79)は高速道路のサービスエリアの売店で売っていたタルト。パラオキシ安息香酸と安息香酸ナトリウムがダブルで使用されています。亜硫酸塩は保存料というよりは酸化防止剤として使われることが多いです。

(80)のリポビタンDキッズはリポビタンDより酷いです。人工甘味料入り安息香酸なので、これは子どもには不向きです。もし買ってしまったならパパが飲んでください。

(32)（P66）のランチパックは、ソルビン酸が使用されていないものを選びましょう。もっともまともなランチパックはピーナッツ味ですね。ミネラルも摂れるし添加物も少ないので、ピーナッツアレルギーでなければ、たまには食べていいと思います。

セブン-イレブンは、お弁当やおにぎりなどのオリジナル商品について、添加物の自主基準を設定しています。これがなかなか

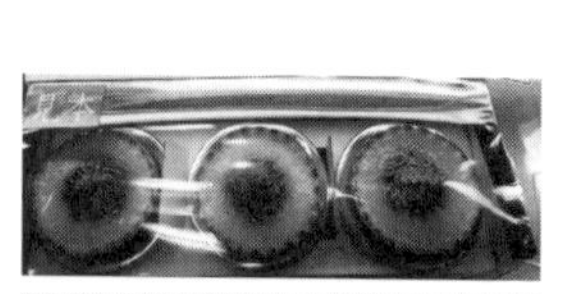

品名	ウフタルト
名称	生菓子
原材料名	ナチュラルチーズ，卵，乳等を主原料とする食品，砂糖，小麦粉，ヨーグルト，マーガリン，牛乳，レモン果汁，ゼラチン，バター，食塩，乳化剤（大豆を含む），増粘多糖類，脱脂粉乳，香料，クエン酸，ローカストビーガム，pH調整剤，酸味料，保存料（パラオキシ安息香酸，安息香酸Na，亜硫酸塩）
内容量	1個
消費期限	17．1．6
保存方法	要冷蔵（10℃以下）

(79)

指定医薬部外品　50mL×10本入

リポビタンDキッズ

【成　分】1本（50mL）中 タウリン800mg、チアミン硝化物（ビタミンB1）3mg、リボフラビンリン酸エステルナトリウム（ビタミンB2）3mg、ピリドキシン塩酸塩（ビタミンB6）6mg、グルコン酸カルシウム水和物 450mg、ニコチン酸アミド20mg、カルニチン塩化物 50mg

添加物：白糖、ブドウ糖、スクラロース、クエン酸、クエン酸Na、pH調整剤、没食子酸プロピル、カラメル、安息香酸、香料、グリセリン、バニリン

【効　能】★幼小児の発育期・偏食児・病中病後・発熱性消耗性疾患・食欲不振・栄養障害等の場合の栄養補給 ★虚弱体質 ★滋養強壮

【用法・用量】5～14才、1日1回1本（50mL）を服用してください。

※5才未満は服用しないでください。

(80)

すごくて、合成着色料不使用はもちろん、天然着色料であっても「コチニール色素」は添加しない。カラメル色素のうちⅡ・Ⅲ・Ⅳは添加しない。スクラロースなどの合成甘味料を使用しない。サンドイッチ類に使用するハム・ソーセージにリン酸塩は使用しない。

亜硝酸ナトリウムを魚卵に添加しないという自主基準もすごくて、セブン-イレブンの明太子おにぎりには発色剤が使用されていないのです。合成保存料も使用しない自主基準ですが、かといって食中毒も怖いです。そこで登場するのが日持ち向上剤です。

81は以前セブン-イレブンで売られていた冷蔵もつ煮込み。合成保存料の代わりに、3種類の日持ち向上剤を使っています。グリシン、酢酸ナトリウム、ビタミンB1ですね。これらは保存料ほど効果がないため、一般的に添加量が多くなり、味に影響が出ることもあります。グリシンはアミノ酸の一種です。酢酸ナトリウムは細菌類によく効くので、とてもよく使われる日持ち向上剤です。「酢酸Na」だけでなく「酸味料」「pH調整剤」「調味料（有機酸）」にも酢酸ナトリウムが含まれるので、これらも日持ち向上剤といえます。ビタミンB1は栄養強化で添加してくれているように思えますが、実際はビタミンB1ではありません。チアミンラウリル硫酸塩のことで、

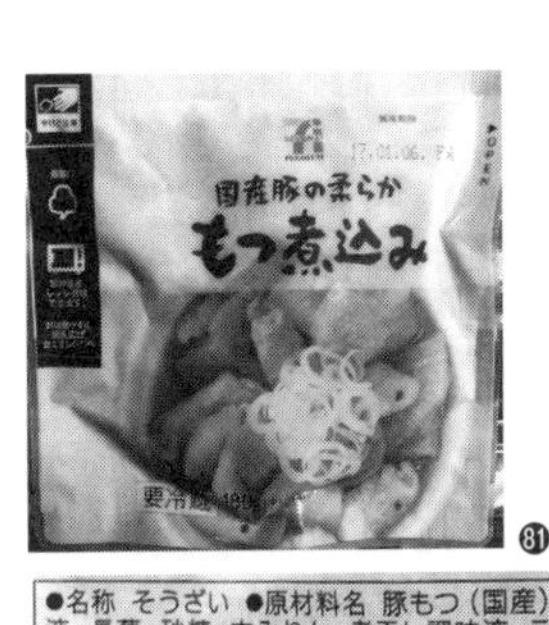

81

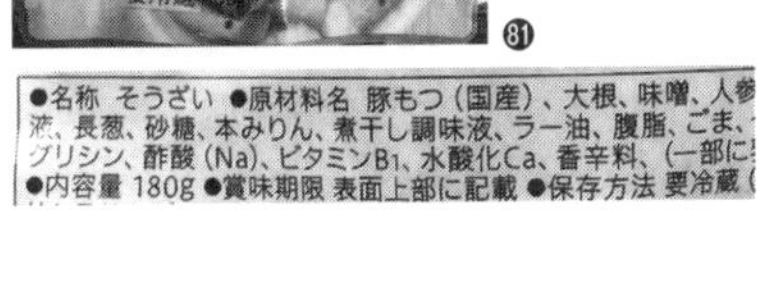
●名称 そうざい ●原材料名 豚もつ（国産）、大根、味噌、人参
、長葱、砂糖、本みりん、煮干し調味液、ラー油、腹脂、ごま、
グリシン、酢酸（Na）、ビタミンB1、水酸化Ca、香辛料、（一部に
●内容量 180g ●賞味期限 表面上部に記載 ●保存方法 要冷蔵（

「ビタミンB1」や「チアミン」と表示されます。ほかに、リゾチーム（「酵素」と表示されます）や、各種抽出物（ニンニク、ローズマリー、孟宗竹、ワサビ）なども日持ち向上剤です。**これらの日持ち向上剤は、危険な物質だとは思いませんが、使用量が多いと心配ですね。合成保存料を少量使うのと、日持ち向上剤を多用するのと、どちらが危険なのかは意見が分かれるところだと思います。食中毒がもっとも危険なので、仕方ないなぁと思いながらコンビニのお惣菜を食べてください。**

加工食品によく使われる主な合成保存料は、安息香酸、安息香酸ナトリウム、パラオキシ安息香酸、ソルビン酸、ソルビン酸カリウムです。ごくまれにプロピオン酸カルシウムも見かけます。**「安息香酸」「ソルビン酸」この2つの用語だけ覚えておけば、対応できるかと思います。**

合成保存料以外の保存料としては、「しらこたん白抽出物」と「ポリリジン」がよく使われます。どちらも天然由来ですが、防腐剤としてのパワーがあるので保存料として認められています。ポリリジンは細菌の発酵によって生産されます。しらこたん白はサケ科またはニシン科の魚の白子から抽出されます。どちらも合成保存料よりはマシだと思いますが、腸内細菌にはそれなりの負担がかかりますので、その分、ミネラルなどの栄養を補ってあげたいですね。

腸内環境への思わぬ弊害

人工甘味料や合成保存料は腸や腸内細菌に悪影響がありそうです。これらの添加物によって腸に穴が開いてしまうと、「リーキーガット症候群」と呼ばれる病気になってしまいます。病気といいましたが、いまのところ、医学的には認められていない仮説上の疾患ということになっています。医師には「腸透過性（Intestinal Permeability）」という医学用語のほうが通じるかもしれません。

リーキーガット症候群とは、農薬や添加物などの化学物質によって小腸に炎症が起き穴が開いて損傷し、そこから有害物質や未消化の食べ物の断片が体内に漏れ入って、血流にのって全身で炎症を起こしてしまう病気です。この炎症によって体のさまざまなところで不調が起こります。つまり、ぜんそくやアトピー、膝の痛みや不妊症など、いろいろな場所で炎症の原因になっているかもしれないということなのです。

腸に炎症をもたらす原因となる添加物としては、人工甘味料や合成保存料や乳化剤などが考えられます。できるだけ添加物の少ない商品を選ぶことですね。あとは農薬や、食肉に残留した抗生物質です。有機野菜を購入したり、スーパーで肉を買うときに「抗生物質や合成抗菌剤の入った餌を与えていません」という肉を選べば解決します。そういう商品を選んでいくだけで、かなり食材由来の化学物質を避けられます。

ほかにも、精製糖類（上白糖や果糖ぶどう糖液糖など）の過剰摂取は、腸内で悪玉菌を優勢にしてしまい、増えたカンジダ菌などが毒素を出して腸壁を荒らすようです。

小麦のたんぱく質グルテンと、牛乳のたんぱく質カゼインは、そのたんぱく質断片が腸から漏れ入ってきたときに、全身を駆け巡って炎症を起こしやすいたんぱく質と考えられています。グルテンとカゼインは分解されにくいので、腸に長くとどまって、やはり炎症の原因にもなりますから、グルテンフリーやカゼインフリーといった食事法が流行するのもわかります。

腸が荒れてしまった場合、修復する手立てはないのかというと、これがまたミネラルです。ミネラルの一種「亜鉛」が、腸粘膜のバリア機能を修復したり、腸内細菌のバランスを整えるという報告があります。

カルシウム、マグネシウム、鉄、亜鉛は、それぞれが単独で働いているのではありません。ミネラルはチームワークで働きますので、サプリで亜鉛だけをたっぷり摂ってもダメです。しっかりとたんぱく質やミネラルの摂れる食事を心がけていけば、回復は可能だということです。

アメリカ、バージニア大学の実験で、妊娠中の母ネズミの腸内細菌の健康状態が悪化すると、子ネズミが自閉症で生まれてくる確率を高めるという論文がありました。お母さんが腸内細菌を健康に保たないと、生まれてくるお子さんに、自閉症や発達障害のリスクが高まる可能性があるわけです。やはりできるだけ添加物を避けたり、ミネラルをしっかり摂ったりということが大切なのではないかと思います。

④防カビ剤

外国産のオレンジやレモンなどのかんきつ類は、長時間の輸送貯蔵中にカビが発生します。その発生を防止するために収穫後に使用される農薬を、防カビ剤（防ばい剤）といいます。あれ？　防カビ剤は農薬なの？　と思うかもしれませんが、食品添加物です。日本では、収穫前に使用する化学物質は農薬、収穫後に使用する化学物質は食品添加物として扱うのです。ですから、収穫後に使用する農薬は食品添加物として扱います。収穫後の農産物に使用する防カビ剤のことを、ポストハーベスト農薬ともいいます。ポストとは「後」、ハーベストは「収穫」の意味です。

食品添加物として認められている防カビ剤の中でスーパーでよく見るのはイマザリル、

オルトフェニルフェノール（OPP）、チアベンダゾール（TBZ）、フルジオキソニル、アゾキシストロビンです。使用基準があり、対象食品（主にかんきつ類）と使用量の最大限度が決められています。

防カビ剤の中には、発がん性や催奇形性など、人体へ影響を与える疑いのある成分も含まれており、消費者団体を中心にその危険性が指摘されています。一方、防カビ剤の発がん性よりも、カビが発生したときの「カビ毒」のほうが強力な発がん性を持つことから、防カビ剤は必要だとする意見もあります。防カビ剤は残留農薬と同じように検疫所での検査がなされているので、安全性は確保されているというわけです。

しかし、スーパーで輸入オレンジや輸入レモンの売り場を見ると、普通に「防カビ剤不使用」が売られているので、わざわざ防カビ剤を使用したレモンを買う必要はないと思います。一般に、包装せずにバラ売りで販売される食品への添加物表示は免除されているのですが、防カビ剤はバラ売りでも表示義務があります。値札や陳列棚などに、使用した物質名をわかりやすい方法で表示するように決められているのです。売り場の表示㉜を見て、

アメリカ カリフォルニア州産
無添加レモン

お知らせ
こちらの商品は、防ばい剤として
OPP-Na、TBZ、イマザリルを
使用しております。

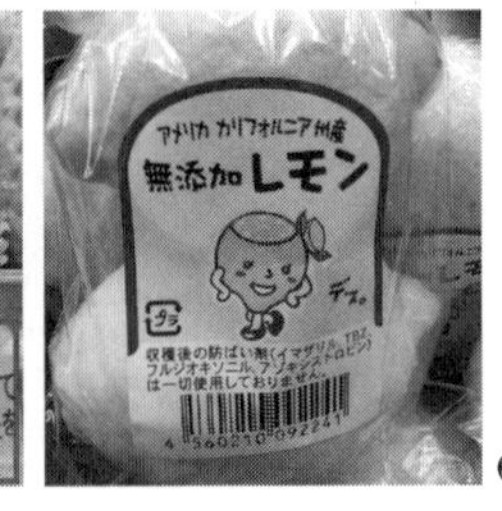

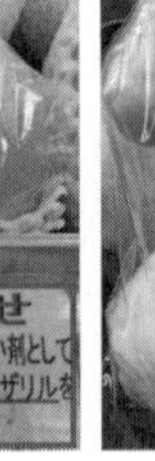

㉜

防カビ剤不使用の輸入レモンを買うか、国産レモンを買うのがおすすめです。国産かんきつ類には防カビ剤を使いません。海上輸送される輸入かんきつ類には防カビ剤を使いますが、防カビ剤不使用で海上輸送する場合は、窒素によって庫内の酸素を除去した冷蔵コンテナを使うのではないかと思います。

輸入かんきつ類の防カビ剤成分の残留は、果皮に多く、果肉には少ないということがわかっています。皮をむいて果肉を食べれば問題ないの？　と思うかもしれませんが、手で皮をむくときに果皮の精油成分と共に防カビ剤成分が手にべったり付着し、果肉にも付着し、そのまま口に入ります。やはり、防カビ剤不使用がいいですね。

バナナはどうでしょう？　バナナはイマザリルなどの防カビ剤の使用が認められていますが、バナナ売り場で防カビ剤の表示を見かけませんね。**バナナ大手「ドール（Dole）」のホームページには「防腐剤・防カビ剤などのポストハーベスト農薬は一切使用しておりません。※使用した場合は、食品衛生法により、使用した物質名を記載することが義務付けられています」と書かれています。一般に、バナナは防カビ剤を使わないようです。安心して買えますね。**もしも植物検疫で害虫が発生した場合には、燻蒸処理されますが、燻蒸したかどうかは表示義務がありません。燻蒸処理が気になる方は、有機バナナを買いましょう。有機バナナは燻蒸されていません。

キウイフルーツを皮ごと食べる人がいますが、防カビ剤の表示をほとんど見かけない果物なので、安心して買うことができます。

みかんそっくりの輸入かんきつ類で、手で皮がむけるオレンジが売られていますが、要注意。とても小さい字で使用している防カビ剤が書いてあります。やはりできれば国産のかんきつ類がいいですね。

⑤発色剤（亜硝酸ナトリウム）

発色剤は亜硝酸ナトリウムのことです。実は「発色剤」としての役割よりも「防腐剤」としての役割のほうが大きいのです。もちろん色鮮やかに保つ発色剤としての効果もあります。ただ、やはり発がん性が指摘されています。ですから、亜硝酸ナトリウムはできるだけ避けたいのですが、「ボツリヌス菌に強い」ので、必要悪でもあります。

ボツリヌス菌の特徴は、酸素が少ない環境でよく生育することです。真空パックでも脱酸素剤でも、増殖を防ぐことができません。また、高温に耐えます。１００℃の加熱でも生き残るのです。弱点は、酸に弱いこと。pH4.6未満では増殖しにくいです。それと、発色剤（亜硝酸ナトリウム）に弱く、増殖できなくなります。

ボツリヌス菌が作るボツリヌス毒素の特徴は、自然界に存在する毒素としてはもっとも強力だということ。わずか1gで100万人以上の殺傷力があるそうです。1984年には、真空パックの辛子蓮根で11名が亡くなっています。猛毒ですが、弱点があります。高温に弱いのです。毒素は85℃以上5分間の加熱で無毒化されます。

ボツリヌス菌は熱に強いのに、ボツリヌス毒素は熱に弱いのです。食べる前に加熱する食べ物は安心ですが、加熱しないでそのまま食べるもの（ソーセージ、生ハムや明太子など）に、亜硝酸ナトリウムはよく使われます。ボツリヌス菌は怖いですから。

例えば、83のセブン-イレブンの明太子に着色料は入っていませんが、防腐剤の代わりになる亜硝酸ナトリウムを使っています。仮に、亜硝酸ナトリウム不使用で販売する場合は、食中毒を防ぐために、①加熱してから食べていただく、②塩分を強くする、③消費期限を短くする、などの対策が必要かと思います。すべての明太子に亜硝酸ナトリウムが必須なのかというと、そうではなく、自然食品店や通販で、着色料も発色剤も使用していない「無添加明太子」が買えます。しかし、たいてい冷凍で、塩分も強めです。減塩にするなら亜硝酸

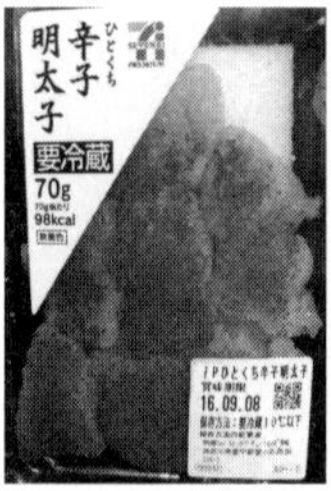

83

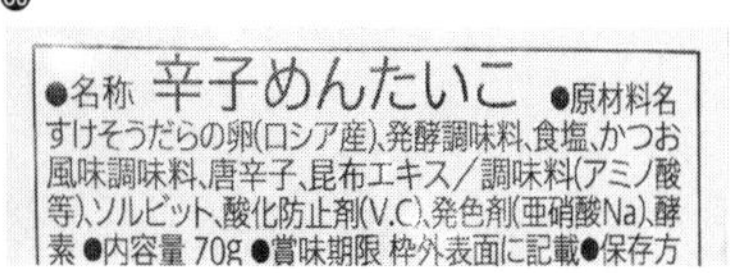

ひとくち 辛子明太子 要冷蔵 70g 98kcal

●名称 辛子めんたいこ ●原材料名 すけそうだらの卵(ロシア産)、発酵調味料、食塩、かつお風味調味料、唐辛子、昆布エキス／調味料(アミノ酸等)、ソルビット、酸化防止剤(V.C)、発色剤(亜硝酸Na)、酵素 ●内容量 70g ●賞味期限 枠外表面に記載●保存方

ナトリウムは必須かもしれません。塩分を避けたいのか、添加物を避けたいのか、消費者は選ばなければなりませんね。どちらも嫌だ！だと、食中毒のリスクが高まります。

前述しましたがセブン-イレブンのすごいところは、自主基準があり、明太子おにぎりの明太子には、合成着色料や亜硝酸ナトリウムを使用していないのです。「それは助かるけどボツリヌス菌が心配だ」と思うかもしれません。しかし、ボツリヌス菌は酸素があると増殖しにくいのです。一般的な微生物とは逆ですね。だから、おにぎりの具なら酸素に触れているので問題ありません。おにぎりですから消費期限が短いですしね。

❽❹の生ハムも発色剤の亜硝酸ナトリウムのおかげで、生で食べられます。もし亜硝酸ナトリウムが入っていなければ、塩分を強くするか加熱が必要になります。生ハムではなくなりますね。

❽❺はイタリア産の本物の生ハムです。しょっぱいですよ。塩分が高いと、水分活性が下がるので、雑菌は増殖

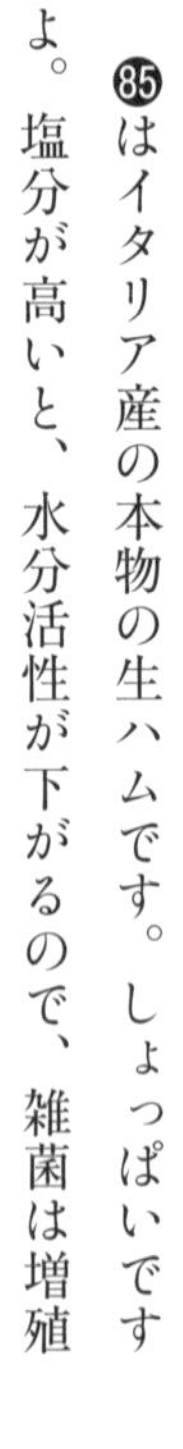

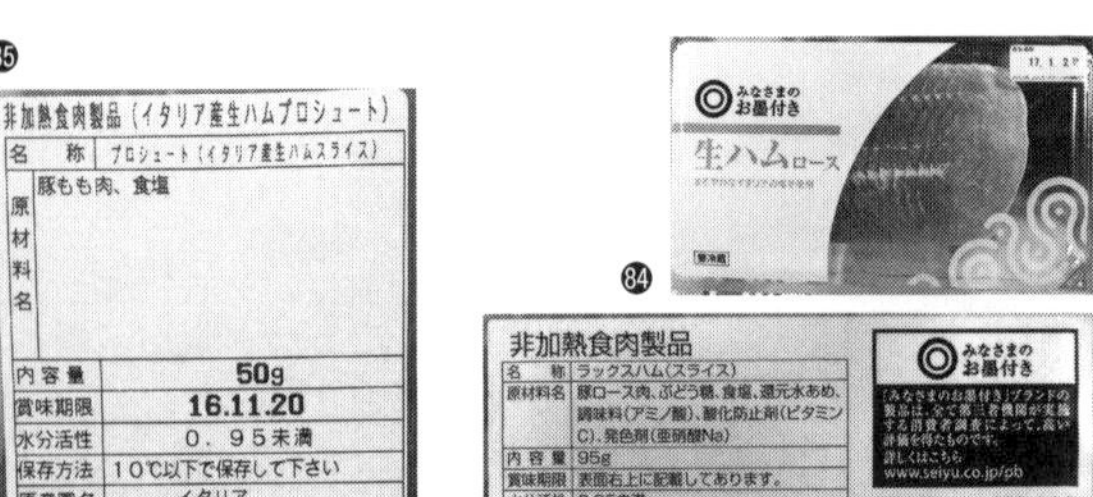

❽❺

非加熱食肉製品（イタリア産生ハムプロシュート）

名称	プロシュート（イタリア産生ハムスライス）
原材料名	豚もも肉、食塩
内容量	50g
賞味期限	16.11.20
水分活性	０．９５未満
保存方法	１０℃以下で保存して下さい
原産国名	イタリア

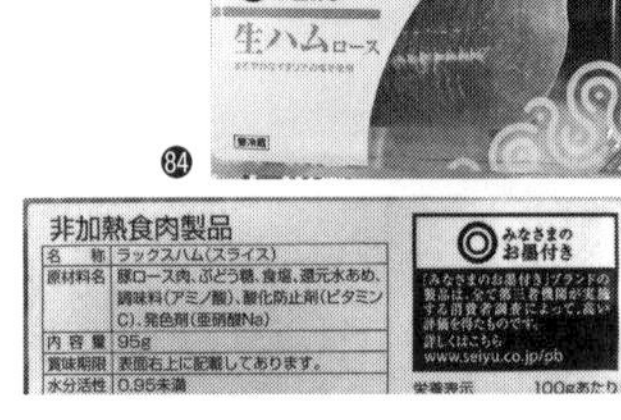

❽❹

非加熱食肉製品

名称	ラックスハム（スライス）
原材料名	豚ロース肉、ぶどう糖、食塩、還元水あめ、調味料（アミノ酸）、酸化防止剤（ビタミンC）、発色剤（亜硝酸Na）
内容量	95g
賞味期限	表面右上に記載してあります。
水分活性	0.95未満
栄養表示	100gあたり

できません。無添加ですが、まったく問題ありません。

86は無添加のあらびきウインナーですが「無塩せき」と書いてあります。これは発色剤不使用という意味です。実は発色剤不使用の無塩せきハム、無塩せきソーセージは、スーパーで普通に買うことができます。ただし、万が一、ボツリヌスが増殖して毒素をつくっていると食中毒になるので、無毒化して食べてもらうために、「加熱してお召し上がりください」と書いてあるソーセージも多いですね。

87のニッポンハムの森の薫りは発色剤不使用ですが、加熱しろと書いてありません。それでもボツリヌス菌は万が一があると死ぬので、加熱したほうが無難でしょう。

　発色剤の亜硝酸ナトリウムとは関係ありませんが、ボツリヌス菌つながりでついでに説明すると、88のパックご飯に「要加熱」とあるのは、パックご飯は当然ご飯を炊いて作るので、普通の雑菌は

87

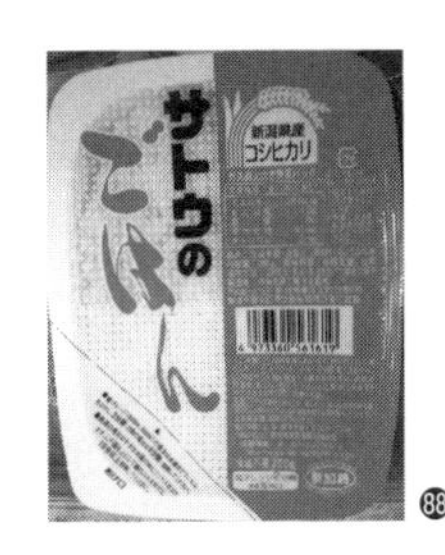

88

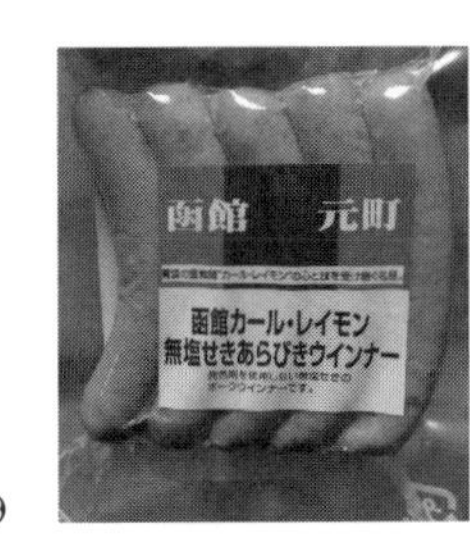

◎加熱して召し上がりください。◎袋から取り出し、お湯（80℃位）で5～6分ボイル、またはフライパン等で油をひかずに焼いて召し上が

加熱食肉製品（加熱後包装）

名称	無塩せきソーセージ
原材料名	豚肉（北海道産）、豚脂肪、食塩、砂糖、香辛料、（一部に豚肉を含む）
内容量	100g　賞味期限　23. 2.12

86

全滅するのですが、加熱に強いボツリヌス菌は生き残っているかもしれない。脱酸素剤でボツリヌス菌が増殖できる環境で、ボツリヌス毒素をつくっていたら非常に危険です。毒素を無毒化して食べてほしいので、要加熱マークがついているのです。添加物入りのパックご飯には要加熱マークがついていませんが、これは添加物によってpHを下げて、ボツリヌス菌の増殖を防いでいるからです。**非常食としての備蓄用ご飯には、添加物入りのパックご飯が適しています。加熱しなくても安心して食べることができます。ですが、日常用としての無添加のパックご飯は必ず加熱して食べてください。**

⑥たん白加水分解物・酵母エキス

たん白加水分解物は前述の通り、添加物ではありません。食品扱いの人工的なうま味調味料です。同じ人工的なうま味調味料で「化学調味料」があります。こちらは添加物扱いですが「たん白加水分解物」は食品扱いです。しかし、私の避けたい添加物ランキングは「化学調味料」よりも「たん白加水分解物」のほうが上です。なぜなら、「化学調味料」は添加物ですがアレルギーを起こしにくいですし、発がん性もないとされています。**対して「たん白加水分解物」は食品扱いでいろいろな原材料に隠れているにもかかわらず、**

発がん性物質を含む可能性があり、アレルギーのリスクもあります。「化学調味料不使用だからよいと思って買ったのに、たん白加水分解物が入ってた」などということが多いのです。

化学調味料も、たん白加水分解物も、強いうま味を持つので、昆布や煮干しや鶏ガラなどの「だし」を使う量を減らすことができます。そうすると、だし由来のビタミンやミネラルの摂取が減ります。化学調味料やたん白加水分解物は、強いうま味を持つから日常的に多用していると舌がマヒして味覚障害になるのだという人がいますが、そうではありません。強いうま味に頼ってしまうことで、しっかりとだしを取らなくなるので、だし由来のミネラル（亜鉛など）の摂取量が減り、亜鉛不足で味覚障害になるのです。だから、化学調味料やたん白加水分解物を使ったとしても、ミネラルたっぷりの食事を続けていれば、味覚障害にはなりにくいです。

そして、第1章でも述べたように、**化学調味料にはない特徴が「発がん性物質を含む可能性がある」ことと「アレルギー性のリスク」です。たんぱく質を加水分解するときに、酵素で加水分解するのであれば発がん性物質は含みませんが、酸で分解した場合はその不純物として発がん性物質が生じてしまう可能性があります。化学調味料と違い酸分解したたん白加水分解物は、発がん性物質を含む可能性があるのです。**

アレルギーのリスクを説明します。まず、たん白加水分解物は、何のたんぱく質を分解したものかわからないのが問題です。豚肉なのか、小麦なのか、大豆なのか不明です。それと、みじん切りではなく、ぶつ切りというのが問題なのです。化学調味料はアミノ酸ですから、これはたんぱく質をみじん切りにしたものなので、アレルギーのリスクはありません。ところがぶつ切りだと、たんぱく質の断片が、腸の傷口から体内に侵入しやすいのです。たんぱく質のままなら、分子が大きくて傷口から侵入しにくいし、アミノ酸のサイズまでみじん切りにされていれば、侵入したとしても問題ありません。ぶつ切りは、ぎりぎり侵入できるサイズで、しかも侵入したときに、免疫パトロール隊に見つかって、「お前は大豆たんぱくの断片じゃないか！」となると、大豆アレルギーを発症してしまう可能性があります。これが怖いのです。

健康な成人であればたん白加水分解物を取っても、胃腸で消化されてみじん切りにされますから、何の問題もありません。小さな子ども、腸の病気の人、消化力の弱い人は、たん白加水分解物を避けたほうが無難だということです。

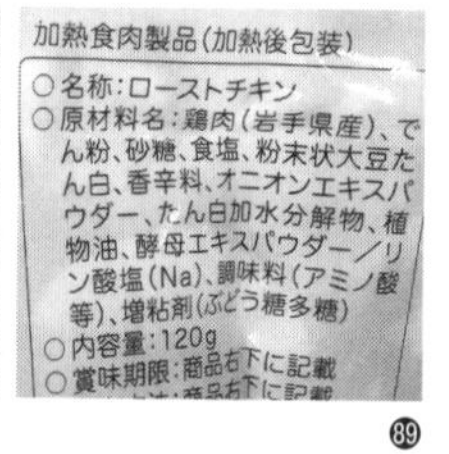

89

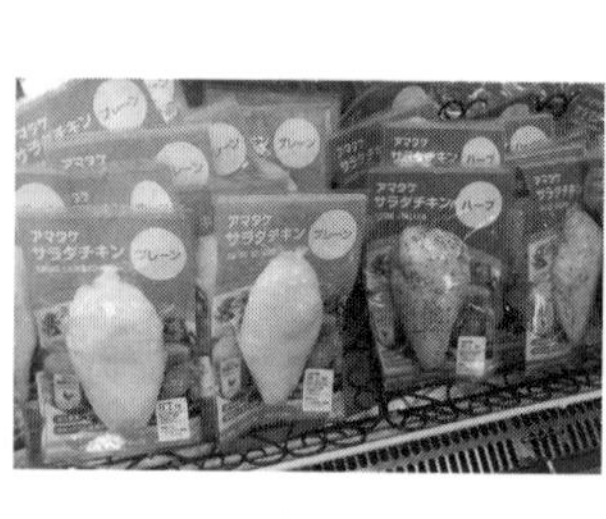

味つけの強いお菓子、つゆ、たれ、ソースの中に、たん白加水分解物が使われています。子ども用の菓子にも使われているので、注意してください。人工甘味料のところで、アンパンマンの「ふんわりコーン」には、腸に悪影響がありそうな人工甘味料スクラロースが入っていると伝えましたが、実はたん白加水分解物も入っています。スクラロースで腸に炎症が起きて、たん白加水分解物でアレルギーが発症したら、どうするのでしょう？　アンパンマンのお菓子なら「キャラメルコーン」を買いましょう。

⑧⑨のサラダチキンはダイエットしたい女性なんかだとスーパーやコンビニで手にする人も多いと思います。なぜ鶏の胸肉がこんな美味しいのか、それは味覚破壊トリオ揃い踏みだからです。

⑨⓪「松茸ごはんの素～天然だしで炊く」と書いてありますが、どちらかというと味覚破壊トリオで炊

炊き込みご飯の素（松茸ご飯の素）
【松茸具材】〔松茸、pH 調整剤、酸化防止剤（V．C）、香料〕 【別添だし】〔しょうゆ、植物たん白加水分解物、砂糖、食塩、かつお節エキス（枕崎産）、チキンエキス、かつおエキス、昆布エキス（日高産）、酵母エキス、昆布エキス（利尻産）、調味料（アミノ酸等）〕（原材料の一部に小麦、大豆、鶏肉を含む）

⑨⓪

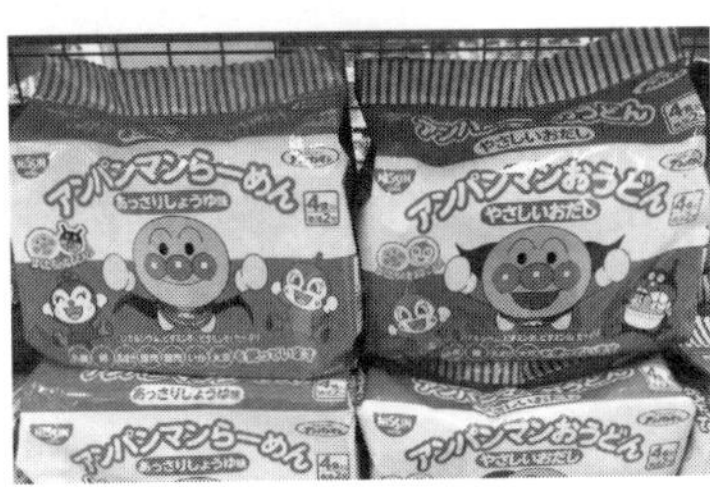

⑨①

アンパンマンらーめん
あっさりしょうゆ味

●品名即席袋めん●原材料名油揚げめん（小麦粉、植物油脂、食塩、しょうゆ、チキンエキス、ポークエキス、香辛料、卵粉、たん白加水分解物）、かやく入りスープ（糖類、魚肉練り製品、味付卵、粉末しょうゆ、チキンエキス、酵母エキス、食塩、ねぎ、香辛料）／加工でん粉、調味料（アミノ酸等）、香料、炭酸Ca、かんすい、カラメル色素、増粘多糖類、カロチン色素、酸化防止剤（ビタミンE）、クチナシ色素、乳化剤、イカスミ色素、ベニコウジ色素、ビタミンB2、ビタミンB1、（一部に小麦・卵・乳成分・いか・大豆・鶏肉・豚肉を含む）●内容量22g（めん20g）×4食●賞味期限枠外下部に表示●保存方法においが強いもののそ

いています。

91のアンパンマンラーメン、これは大人が食べるにしても勇気が必要です。

92は子ども向けの味つけ海苔ですが、子ども向けだからこそたん白加水分解物を抜いてほしい。

93は永谷園の子どものふりかけですが、たん白加水分解物だけでなく、アセスルファムカリウムという人工甘味料まで入っています。

94の「ねこぶだし」。原材料のどこにもたん白加水分解物とは書いてありませんが、「昆布エキス」や「かつお節エキス」の中に隠れている可能性があります。「調味料（アミノ酸）」が化学調味料で、「〇〇エキス」の中にたん白加水分解物や酵母エキスが隠れていることが多いのです。

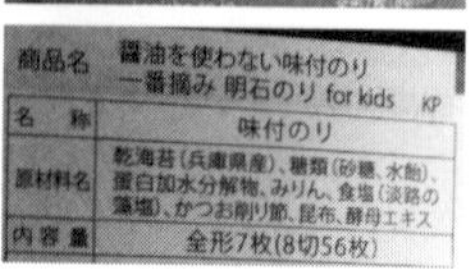

商品名	醤油を使わない味付のり 一番摘み 明石のり for kids
名称	味付のり
原材料名	乾海苔（兵庫県産）、糖類（砂糖、水飴）、蛋白加水分解物、みりん、食塩（淡路の藻塩）、かつお削り節、昆布、酵母エキス
内容量	全形7枚（8切56枚）

92

93

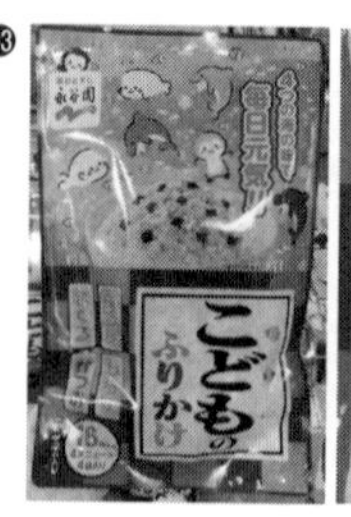

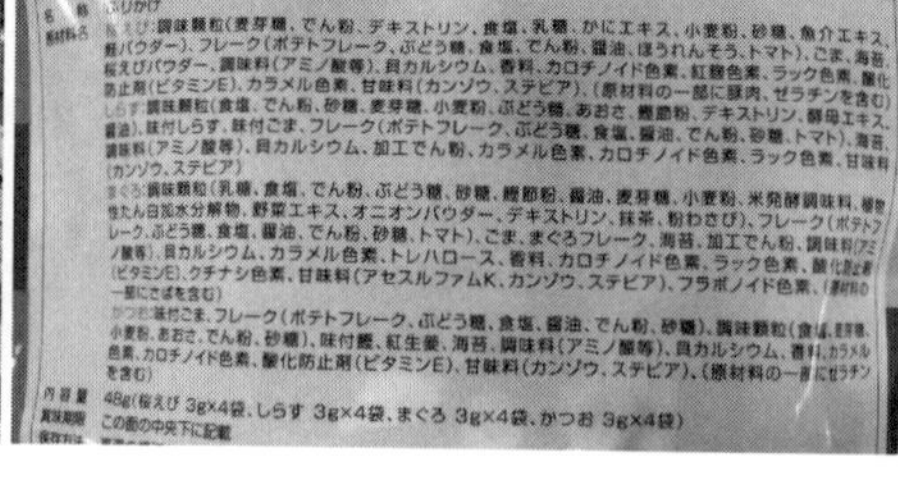

名称 ふりかけ

原材料名 桜えび：調味顆粒（麦芽糖、でん粉、デキストリン、食塩、乳糖、かにエキス、小麦粉、砂糖、魚介エキス、…パウダー）、フレーク（ポテトフレーク、ぶどう糖、食塩、でん粉、醤油、ほうれんそう、トマト）、ごま、海苔、桜えびパウダー、調味料（アミノ酸等）、貝カルシウム、香料、カロチノイド色素、紅麹色素、ラック色素、酸化防止剤（ビタミンE）、カラメル色素、甘味料（カンゾウ、ステビア）、（原材料の一部に豚肉、ゼラチンを含む）

しらす：調味顆粒（食塩、でん粉、砂糖、麦芽糖、小麦粉、ぶどう糖、あおさ、鰹節粉、デキストリン、酵母エキス、醤油）、味付しらす、味付ごま、フレーク（ポテトフレーク、ぶどう糖、食塩、醤油、でん粉、砂糖、トマト）、海苔、調味料（アミノ酸等）、貝カルシウム、加工でん粉、カラメル色素、カロチノイド色素、ラック色素、甘味料（カンゾウ、ステビア）

まぐろ：調味顆粒（乳糖、食塩、でん粉、ぶどう糖、砂糖、鰹節粉、醤油、麦芽糖、小麦粉、米発酵調味料、植物性たん白加水分解物、野菜エキス、オニオンパウダー、デキストリン、抹茶、粉わさび）、フレーク（ポテトフレーク、ぶどう糖、食塩、醤油、でん粉、砂糖、トマト）、ごま、まぐろフレーク、海苔、加工でん粉、調味料（アミノ酸等）、貝カルシウム、カラメル色素、トレハロース、香料、カロチノイド色素、ラック色素、酸化防止剤（ビタミンE）、クチナシ色素、甘味料（アセスルファムK、カンゾウ、ステビア）、フラボノイド色素、（原材料の一部にさばを含む）

かつお：味付ごま、フレーク（ポテトフレーク、ぶどう糖、食塩、醤油、でん粉、砂糖）、調味顆粒（食塩、…、小麦粉、あおさ、でん粉、砂糖）、味付鰹、紅生姜、海苔、調味料（アミノ酸等）、貝カルシウム、香料、カラメル色素、カロチノイド色素、酸化防止剤（ビタミンE）、甘味料（カンゾウ、ステビア）、（原材料の一部にゼラチンを含む）

内容量 48g（桜えび 3g×4袋、しらす 3g×4袋、まぐろ 3g×4袋、かつお 3g×4袋）

賞味期限 この面の中央下に記載

94

●酵母エキス

「酵母エキス」はやっかいで、化学調味料そっくりの酵母エキスと、避けなくていいまともな酵母エキスがあり、これらを原材料表示では区別できないのです。

自然食品店の商品に「酵母エキス」と書いてあっても、たいていまともな酵母エキスなので、避けなくていいと思います。例えばオーサワジャパン、創健社、ムソーなどの商品ですね。特に「有機酵母エキス」と書いてあったら、確実にまともな酵母エキスなので、気にしなくていいです。これらは「酵母からエキスを抽出しただけ」です。問題ありません。

しかし、スーパーで普通に売られている商品に「酵母エキス」と書いてあったら、これはちょっと心配です。成分としては化学調味料と同じ、グルタミン酸ナトリウムを含む可能性があるからです。細菌を使ってグルタミン酸ナトリウムを製造すると「化学調味料」になり、酵母を使ってグルタミン酸ナトリウムを製造すると「酵母エキス」になります。利用する微生物が異なるだけで、添加物扱いになったり食品扱いになったりするのです。困ったものです。

化学調味料の代わりに酵母エキスを使うことで、美味しさを維持したまま「無添加」や「化

学調味料不使用」と表示することができてしまいます。これは消費者に誤解を与える可能性があるね、ということで、ガイドラインができたわけです。

(95)はダイソーにある無添加かつおふりかけ。化学調味料、着色料、保存料は使用していませんが酵母エキスは使っています。ちなみに、アミノ酸液はたん白加水分解物の別名だと考えていただいて結構です。

(96)は有名な茅の舎だし。無添加とありますが酵母エキス入りです。

(97)は近所の店のだしコーナー。本物ニセ物本物ニセ物の順にだしパックが売っています。ニセ物にはアミノ酸とか、○○エキスとあります。「無添加」と書いてあってもニセ物はあるのでご注意ください。

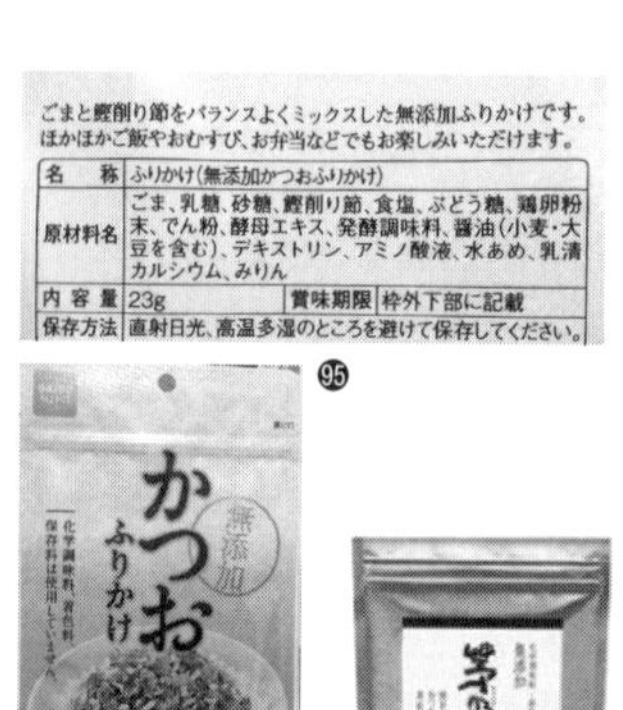
ごまと鰹削り節をバランスよくミックスした無添加ふりかけです。
ほかほかご飯やおむすび、お弁当などでもお楽しみいただけます。

名称	ふりかけ(無添加かつおふりかけ)		
原材料名	ごま、乳糖、砂糖、鰹削り節、食塩、ぶどう糖、鶏卵粉末、でん粉、酵母エキス、発酵調味料、醤油(小麦・大豆を含む)、デキストリン、アミノ酸液、水あめ、乳清カルシウム、みりん		
内容量	23g	賞味期限	枠外下部に記載
保存方法	直射日光、高温多湿のところを避けて保存してください。		

(95)
(96)

(97)

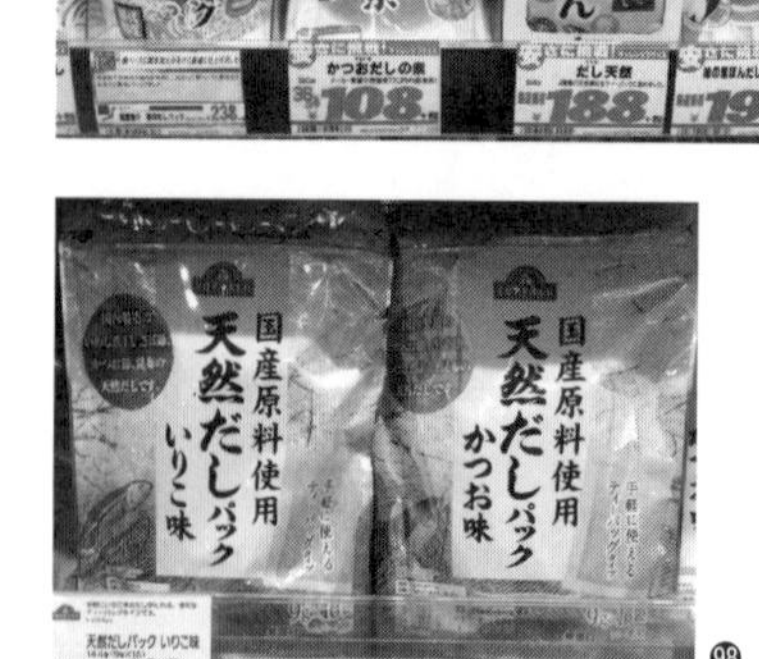

(98)

98はイオンのだしパックです。アミノ酸、エキス、発酵調味料も入っていない、本当に食材だけ詰め合わせているだしパックです。かつお味といりこ味があって同じ値段なら、ミネラルはいりこのほうが多いのでかつお味よりもいりこ味のほうがよいでしょう。

99は液体のだし醤油です。醤油加工品のだしは多くがたん白加水分解物や化学調味料が入っているのでおすすめしません。

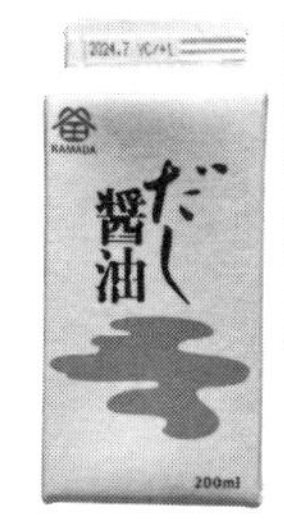

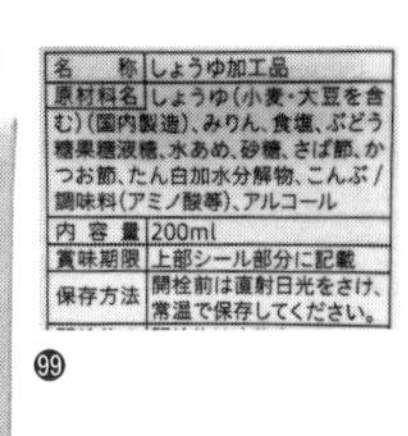

名称	しょうゆ加工品
原材料名	しょうゆ（小麦・大豆を含む）（国内製造）、みりん、食塩、ぶどう糖果糖液糖、水あめ、砂糖、さば節、かつお節、たん白加水分解物、こんぶ／調味料（アミノ酸等）、アルコール
内容量	200ml
賞味期限	上部シール部分に記載
保存方法	開栓前は直射日光をさけ、常温で保存してください。

99

★○○エキスの隠れ蓑

ここで少し「○○エキス」について解説しましょう。原材料表示の「○○エキス」にはたん白加水分解物や酵母エキスが隠れている可能性が高いです。「かつお節エキス」「昆布エキス」「しいたけエキス」の3つに、特にたん白加水分解物と酵母エキスが隠れていることが多いので、私は勝手にエキストリオと呼んでいます。ほかに、「さば節エキス」「煮干エキス」「かつおエキス」にも隠れていることがあります。エキスという言葉だけでなく「昆布調味液」のように「調味液」という言葉にもたん白加水分解物と酵母エキスが隠れていることがあります。「エキス」と「調味液」が要注意です。「ポークエキス」「チキンエキス」「野菜エキス」などにも隠れている可能性はあり、業務用エキスカタログなどを調べていますが、まだ証拠をつかめていません。逆に、「昆布エキス」なら必ず隠れているかというとそうではなく、本当に昆布を煮詰めただけのまともな昆布エキスもあります。原材料表示では見分けることができません。

例えば100の牡蠣だし醤油は、化学調味料不使用なのは素晴らしいのですが、「かつお節エキス」「昆布エキス」「しいたけエキス」が使われているので、どこかにたん白加水分解物が隠れていそうで心配です。

101はごぼうチップス。「昆布だし」には隠れていないと思いますが、「かつお節エキス」や「しいたけエキス」などのエキス類が心配です。ちなみに、「発酵調味液」という表示にも、たん白加水分解物が隠れている可能性があります。

名　称　しょうゆ加工品
原材料名　しょうゆ（大豆・小麦を含む）（国内製造）、砂糖、みりん、かつお節エキス、食塩、こんぶエキス、かきエキス、酵母エキス、しいたけエキス／アルコール
内容量　300㎖

02.21

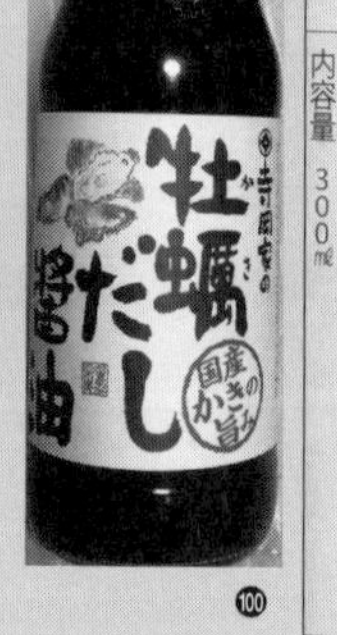

100

ゴボチ
大地の恵み
食物繊維
まるごと
国産ごぼう100%

●手作りのため、一部醤油だれがまばらについていることがありますが味・品質に影響
名称／ごぼうチップス
原材料名／ごぼう（国産）、つゆ（しょうゆ、砂糖、風味原料（かつおぶしエキス、昆布だし、しいたけエキス、ちりめんエキス）、みりん、発酵調味液）、こめ油、ばれいしょでん粉、小麦粉、（一部に小麦・大豆を含む）

101

味覚破壊トリオ

私が味覚破壊トリオと呼んでるものは添加物扱いの「化学調味料」に加えて、食品扱いの「たん白加水分解物」と「酵母エキス」です。これら「人工的なうま味調味料」は、うま味の破壊力が抜群です。ただ、スーパーで買い物をするときに、味覚破壊トリオを完璧に避けるのは難しいでしょう。すべてを食材から手作りしなければなりません。絶対に避けてやる！と神経質に頑張りすぎると、それこそ食品選びがストレスになってしまい、ストレスを打ち消すのに体内のミネラルを消耗し、ミネラル不足で体を壊してしまいます。ストレスにならない程度に、できる範囲で「楽しく気をつける」のがコツです。

⑦化学調味料

化学調味料とは、添加物扱いの人工的なうま味調味料で、主にグルタミン酸ナトリウムのことです。グルタミン酸ナトリウムはアミノ酸系のうま味調味料です。原材料表示では「調味料（アミノ酸）」で、核酸系も含む場合は「調味料（アミノ酸等）」と表示されます。

グルタミン酸ナトリウムは、それほど毒性は強くないと思います。グルタミン酸自体が神経伝達物質なので、摂りすぎると興奮して凶暴になる可能性はあるかもしれませんが、もしグルタミン酸ナトリウムに強い毒性があるのであれば、もうとっくに日本人は絶滅しているのではないかと思います（笑）。それくらいありとあらゆる加工食品に入っています。

化学調味料の問題点はふたつあります。一つは、手軽に美味しくはなりますが、だしから溶け出るビタミン・ミネラルを摂ることができないことです。先ほどたん白加水分解物でも説明した通り、これさえ入れておけば何でも美味しくなるのでだしを使わなくなってしまいます。本来、栄養があるものは美味しくて、栄養がないものは美味しくないのですが、化学調味料は、グルタミン酸以外の栄養が摂れないのに、とても美味しくなってしまうのが問題です。

昆布でだしを取ると、グルタミン酸以外のアミノ酸やビタミン、ミネラルが幅広く溶け出てきます。化学調味料を使うと、グルタミン酸とナトリウムは摂れますが、それ以外が摂れません。昆布よりはるかに安価で、なおかつすごく美味しい。食材にコストをかける手作りの飲食店が、価格競争に負けてつぶれてしまうのもうなずける話です。**煮干しや鶏ガラ、野菜でスープのだしを取る必要がないので、ビタミン・ミネラル不足になります。ミネラル不足ということは亜鉛も不足するので味覚障害になりやすいということです。**

いま小学生の味覚障害が増えています。亜鉛不足で、味覚障害になっているのだと思います。化学調味料を使ってもいいので、忘れずにミネラルも補ってください。

もう一つの問題点は、塩分の過剰摂取につながりやすいことです。化学調味料のうま味は「塩かど」を取ってしまいます。塩かどとは、塩をなめたときのピリッとくる塩辛さです。醤油と食塩水を、同じ塩分濃度にしてなめてみると、醤油のほうがまろやかに感じます。これは醤油に含まれるうま味成分、グルタミン酸などのアミノ酸によって、塩味の抑制効果が働いているからです。化学調味料を使ったスナック菓子は、塩辛さを感じてもらうために、多めの食塩を使うことがあります。ちょうどいい塩辛さでも、栄養成分表を見ると、予想以上に塩分を使っていたりします。

例えばチェーン店の400円のラーメンと、化学調味料やたん白加水分解物や酵母エキスなどを一切使わない天然食材を寸胴鍋で煮立てた1杯800円の少し割高なラーメンがあったとします。チェーン店の化学調味料ラーメンと、天然だしだけで作ったラーメン。どちらも同じぐらいの美味しさ、量であれば半額の400円でいいやと思う人が多いと思います。私からすれば化学調味料で安価に美味しくしたラーメンは、天然だしを使う量がとても少ない。800円のラーメンは化学調味料やたん白加水分解物が使えない分、煮干し、鶏ガラ、豚肉、野菜、いろんな食材のうま味を丁寧に引き出しています。

食材からうま味を引き出したときに、うま味とは関係ないビタミンやミネラルもたっぷり溶出しています。もしかしたら、価格は2倍でも、摂れるミネラル量は10倍かもしれない。味と価格のコスパは400円のラーメンの勝ちですが、ミネラルと価格のコスパは800円のラーメンの圧勝です。

化学調味料が果たした役割の光の部分は、安く、美味しいものを広めたことです。そして、美味しいので食品ロスを減らすことには貢献しました。それが化学調味料の功績です。どんな下手な料理人でも美味しく作れる、残さずいただける、これが化学調味料の光の部分でしょう。

化学調味料の影の部分は、だしを取らないミネラル不足の料理でも美味しくしてしまったことではないでしょうか。これが最大の欠点です。そしてもう一つ、塩分を摂りすぎる世の中にしてしまったことです。

102は日本のカルビー「かっぱえびせん（左）」と昔、韓国で売っていた「かっぱえびせん（右）」のような菓子。韓国のほうはグルタミン酸ナトリウム不使用なので、塩分が少ないのです。グルタミン酸ナトリウムには

103

発酵調味料、たん白加水
料、調味料（アミノ酸等）、

102

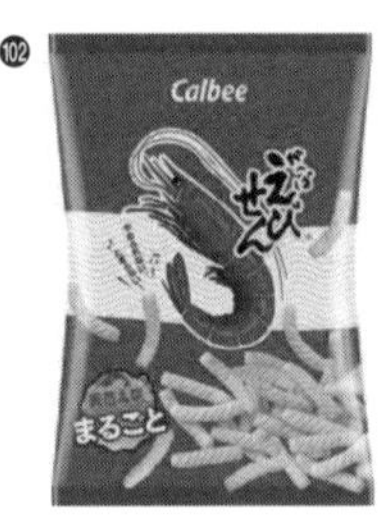

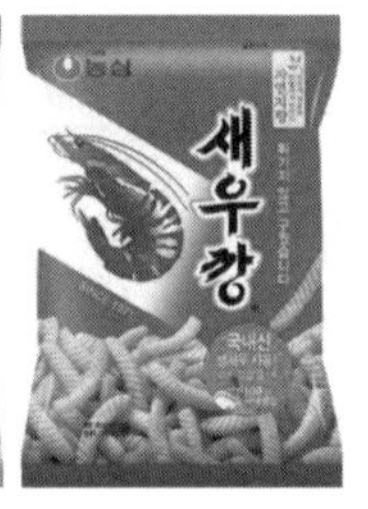

104

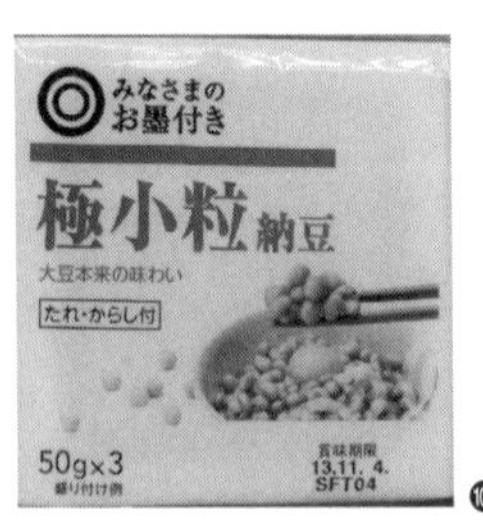

塩分を感じなくさせる効果があります。グルタミン酸ナトリウムを使うなら、食塩も多く使わないと薄味に感じてしまいます。グルタミン酸ナトリウムを使わないことで、食塩を減らしても塩分をしっかり感じることができます。

103の調味料（アミノ酸等）と書いてあるものが化学調味料です。アミノ酸等の「等」はイノシン酸ナトリウムやグアニル酸ナトリウムでしょうね。

104も「大豆本来の味わい」と書いてありますが、化学調味料、鰹節エキスのたん白加水分解物も入ったタレで大豆本来の味わいなどするわけがありません。こういうタレは捨ててください。

105はビスコ、昔ながらの素朴な味わ

107

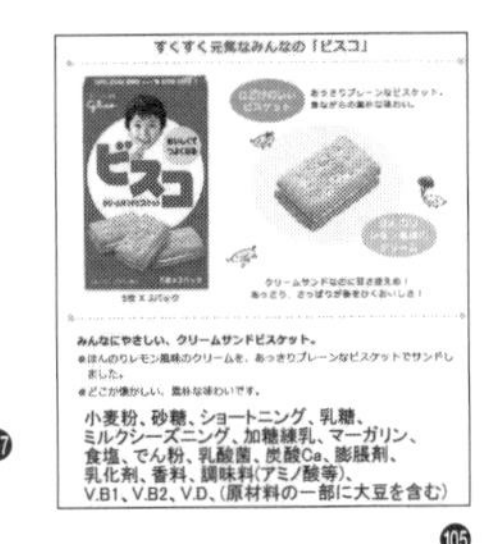

105

106

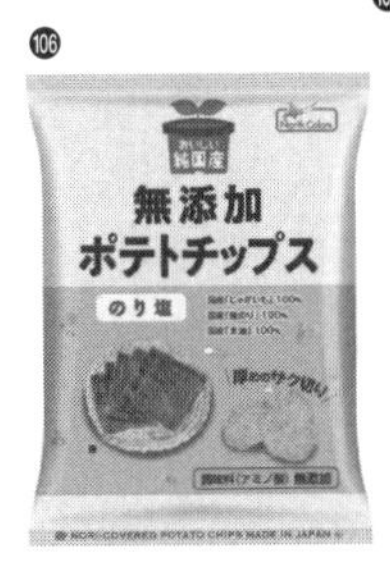

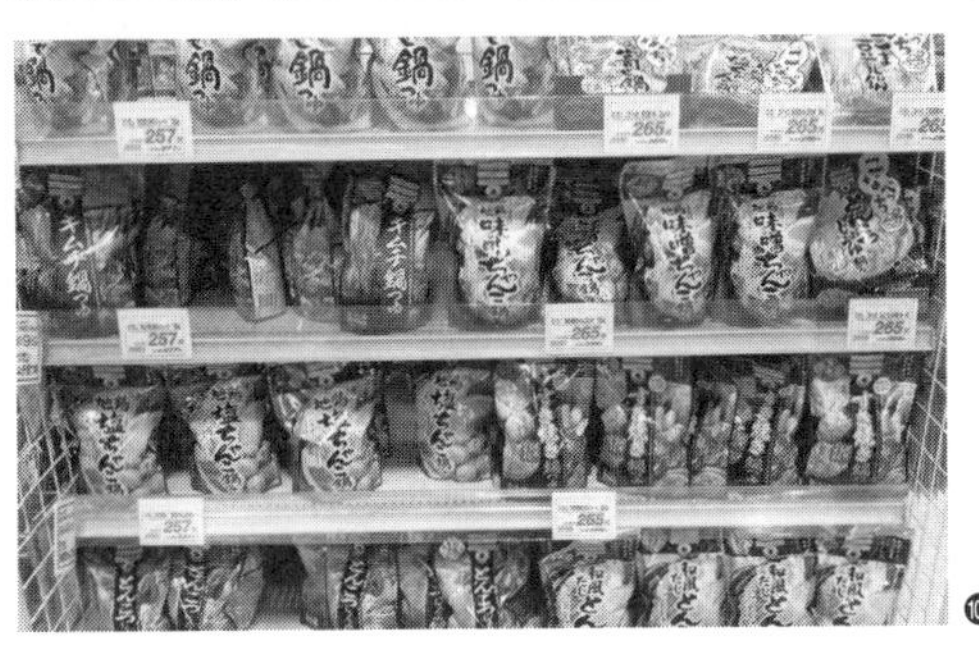

108

い。昔から化学調味料なので嘘ではないです。昔から化学調味料に慣れることで味覚障害になってほしいということです。化学調味料入りのビスコを食べても、これが素朴な味わいに感じるほど、味覚がおかしくなってるお子さんが多いです。

⑯はノースカラーズ「無添加ポテトチップス」です。化学調味料不使用なのでおすすめです。

⑰はつゆ、すべて化学調味料です。ご家庭によってはそうめんつゆ、そばつゆ、冷麦つゆ、と分けて使っているかもしれませんが、瓶が違うだけで中身はほぼ一緒です。冷蔵庫が大変なことになるので1個でいいです。

⑱は鍋つゆです。寒い時期になると棚いっぱいに並んでいますね。これも全部化学調味料です。鰹節エキスや昆布エキスにもたん白加水分解物が隠れています。

みなさんご家庭で作るときに中々きちんとだしを取る時間がない。そんなときに⑲の煮干し粉という粉末はおすすめです。意外とミネラルが摂れます。

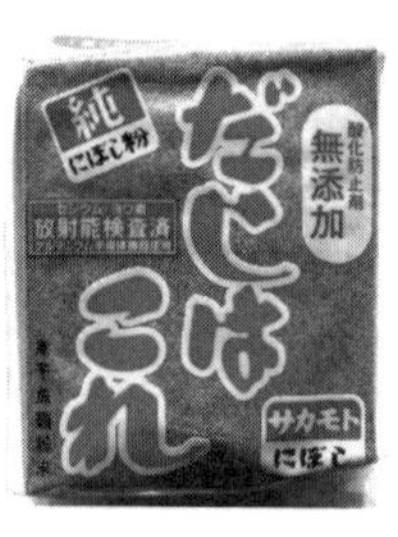

⑲

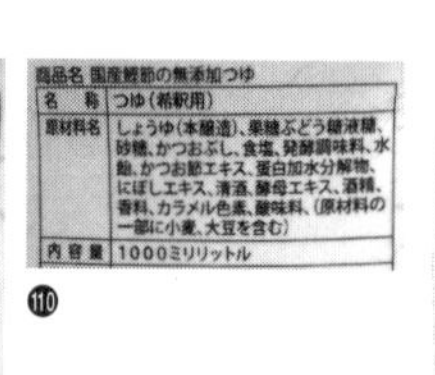
商品名 国産鰹節の無添加つゆ

名称	つゆ（希釈用）
原材料名	しょうゆ（本醸造）、果糖ぶどう糖液糖、砂糖、かつおぶし、食塩、発酵調味料、水飴、かつお節エキス、蛋白加水分解物、にぼしエキス、清酒、酵母エキス、酒精、香料、カラメル色素、酸味料、（原材料の一部に小麦、大豆を含む）
内容量	1000ミリリットル

⑩

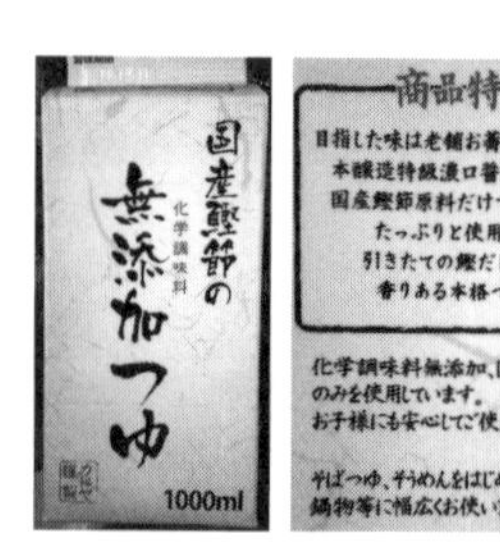

⑪⓪の国産鰹節の化学調味料無添加つゆ、「お子様にも安心してご使用頂けます」とありますが、化学調味料無添加と書いてあるものにもだいたいたん白加水分解物が入っています。鰹節エキスや煮干エキスに入っている可能性が高いです。もっといえば果糖ぶどう糖液糖は遺伝子組換えトウモロコシですし、残念でしたということです。

⑧パーム油

添加物ではないのですが、注意すべき油脂と考えているのが「パーム油」です。注意すべき油脂は「トランス脂肪酸」でしょ？　と思うかもしれません。確かにトランス脂肪酸は食べたくない油脂ですが、なぜトランス脂肪酸ではなくパーム油なのか、詳しく説明します。

トランス脂肪酸には2種類あり、天然由来のものと人工的に作られたものがあります。天然のものは、牛肉や羊肉、牛乳や乳製品に含まれるトランス脂肪酸です。人工的に作られるものは、大豆、菜種、トウモロコシなどの植物油に水素を添加して、液体の油を固体の油に変える過程で生じます。固体の油に変えることで、マーガリンやショートニングの原料になります。また、業務用揚げ油に使えば油が酸化しにくくなり、サクサク感が出せるようになります。こういうマーガリンや揚げ油を使ったパン、ケーキ、ドーナツなどの洋菓子、揚げ物などにトランス脂肪酸が含まれているわけです。

日常的にトランス脂肪酸を多く摂ると心臓病のリスクが高まることがわかっていて、米国ではトランス脂肪酸の使用規制が始まっています。しかし日本では、表示の義務や濃度に関する基準値はありません。加工食品に含まれるトランス脂肪酸量が不明なのは問題ですが、さらに困ったことに、電子レンジのマイクロ波加熱によって植物油中のトランス脂肪酸が増加するという報告があります。電子レンジでトランス脂肪酸を増やして食べている人が多いということです。

米国でトランス脂肪酸の規制方針が打ち出された2015年以降、日本のマーガリン市場が2割も縮小しました。その結果、規制がない日本でも、トランス脂肪酸を削減する取り組みが活発になってきました。雪印メグミルクのネオソフトは、2004年に比べてトランス脂肪酸を1/10に削減。商品10gあたり0・08gという少なさです。ちなみに、バターは天然のトランス脂肪酸を10gあたり0・33g含むので、バターより少ないのです。明治コーンソフトも、商品10gあたり0.1gという少なさに。ミスタードーナツも、全店でトランス脂肪酸を大幅に抑えたオイルを採用。マクドナルドは、ポテトの揚げ油に牛脂とパーム油のブレンド油を使用。山崎製パンも、トランス脂肪酸を低減化しています。

外食産業や加工食品では、部分水素添加油脂（トランス脂肪酸）の代用として、パーム油を使うようになってきました。パーム油は常温で固体の植物油です。いま、摂りすぎに注意すべきは、トランス脂肪酸ではなく、パーム油のほうだと思います。

パーム油は、固めても溶かしても使える万能な油です。固体としてはマーガリン、チョコレート、アイスクリームなどに。液体としてはポテトチップス、カップラーメン、フライドポテトの揚げ油として使われています。酸化しにくく、サクッと仕上がるので、トランス脂肪酸の代わりに多用されています。

パーム油とは、アブラヤシの果実から得られる植物油で、世界でもっとも生産されている植物油です。食用だけでなく、石鹸・洗剤、化粧品にも使われます。飽和脂肪酸を多く含むので常温では固体です。

しかし、トランス脂肪酸をパーム油に変えても問題は解決しません。**パーム油（飽和脂肪酸）の摂りすぎも心臓病のリスクが高まりますし、パーム油は大腸がんや糖尿病の発症率を上げるという動物実験による報告があります。**また、パーム油の生産は、熱帯林減少の最大の要因とされています。主にインドネシアやマレーシアの森林が伐採され、アブラヤシ農園が激増しているのです。パーム油の需要が高まり、森林の減少が止まりません。ボルネオ島のオランウータンが激減しているのは、日本がパーム油をたくさん使っているからかもしれません。森林が失われるくらいなら、トランス脂肪酸で我慢する！と主張する人もいます。

パーム油を避けたいと思っても、食品表示で「パーム油」と書かれることは少なく、「植物油」「植物油脂」「マーガリン」「ショートニング」などと書かれることが多いです。加工食品を選ぶ上でパーム油は避けられない状況ですが、ＲＳＰＯ認証マーク⑪の商品を選ぶことはできます。このマークは、環境や地域社会に配慮したパーム油を使用しているという認証です。最近増えてきたので探してみてください。そんなの見たことないよ！という人は、カルビーのポテトチップスや、日清のカップヌードルのパッケージに、ＲＳＰＯ認証マークがついていますからいますぐ見てみてください。ＲＳＰＯ認証マークは２０３０年までに「認証パーム油１００％使用」を目指しているそうです。

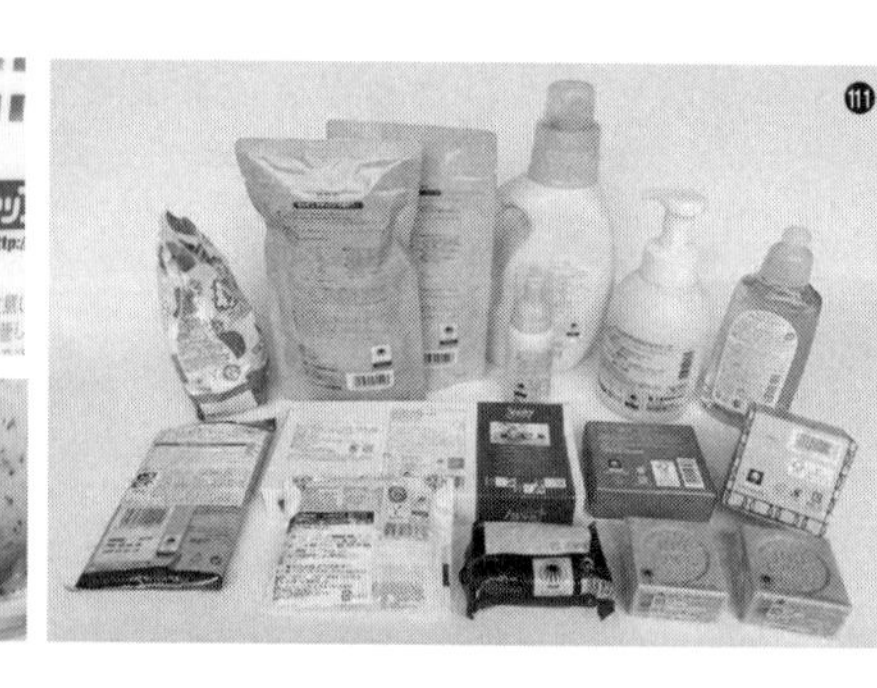

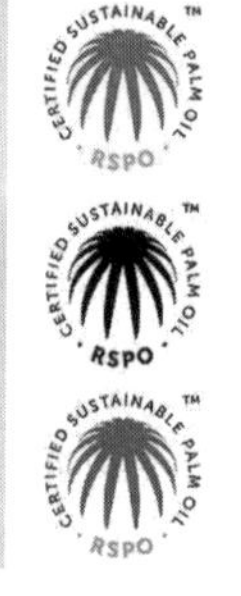

⑨乳化剤

乳化剤は毒性もアレルギー性もない、安全性の高い添加物として有名でした。ところが近年、実は腸内細菌に悪影響を与えることがわかってきました。最近の論文では、乳化剤が腸に悪影響を与えて、さらに脳にも悪影響を及ぼす「腸脳相関」——腸がおかしくなると脳が不安になることがわかってきています。腸にダメージを与える添加物として、報告数が増えてきました。

乳化剤は腸の粘膜の油を奪って、バリア機能を失わせてしまうので、リーキーガット症候群の原因となりうるのです。乳化剤が腸内フローラを変化させ、炎症を引き起こし、太ったり、糖尿病になったりと人工甘味料と同様な害も起きています。現在、避けたほうがいい添加物という評価です。

乳化剤は「界面活性剤」です。つまり合成洗剤の成分と同じです。菓子パン、サンドイッチ、チョコレート[112]なんかにも必ず入ってます。ただ「レシチン」「乳化剤（大豆由来）」と書いてあれば、乳化剤の中でも安全だと思います。

●名称:チョコレート ●原材料名:カカオマス(国内製造、外国製造)、砂糖、ココアパウダー、ココアバター/乳化剤、香料、(一部に乳成分・大豆を含む)●内容量:75g
●賞味期限：左側の面に記載 ●保存方法:28℃以下の涼しい場所で保存してください。

[112]

⑩加工澱粉と増粘多糖類

でんぷんは食品扱いですが、加工澱粉（加工でん粉、加工デンプン）は添加物扱いです。**日本で使われている12種類の加工澱粉のうち2種類（ヒドロキシプロピル化リン酸架橋デンプン、ヒドロキシプロピルデンプン）はEUでは乳幼児向け食品への使用は禁止されています。**EUは、明らかな安全性が確認されるまで念のため使わないとする「予防原則」で決めることが多いのですが、日本は、明らかな危険性が確認されないのだから使いましょう！ということが多くて、この意識の差は大きいですね。

加工澱粉は食歴史が浅いので、念のため避けたほうがいいと思いますが、避けきれないくらいさまざまな加工食品に使われているのが現状です。

加工澱粉は、増粘剤、安定剤、ゲル化剤、糊料として使われることが多い添加物です。とろみをつけたり、液体のものをゼリー状に固めたり、食品成分を均一に安定させたりするのに使います。似たような目的で使われる添加物に、「増粘多糖類」があります。ペクチン、カラギナン、キサンタンガム、アラビアガム、ローカストビーンガムなどを増粘多糖類といいます。これらは加工澱粉より食歴史も長く、安心できますが、「カラギナン」のように発がん性が疑われているものもあります。かといって、原材料表示で「安定剤（カラギナン）」と書いてあれば避けられますが、「増粘多糖類」のようにまとめて簡略名で書いてあることが多いので、その中にカラギナンが含まれるかどうかはわかりません。「加工澱粉」でさえ避けるのが難しいのに、「増粘多糖類」まで避けるとなると、買える加工食品がホントになくなります。ここは許容したほうがいいかもしれません。

第4章

加工食品の選び方

これまで、避けたほうがいい食品や添加物を紹介してきました。
では、実際にスーパーで何を買えばいいのでしょうか？　この章では具体的な食品の選び方を紹介します。

ニセ物と本物の見分け方～調味料編

最近のスーパーの棚には所狭しと調味料が並んでいますね。もうどれを選んだらいいのかわからないくらい、無添加から添加物だらけのものまでたくさんの種類があります。しかし、調味料こそ大事です。

いまの時代、野菜や肉や魚のコーナーに行けば簡単、手軽な「専用たれ」「合わせ調味料」が食材の近くに置いてあります。便利でお手軽、そこそこ美味しく作れるから、添加物を気にせず買ってしまう人が多いのが残念。

伝統的製法のまともな調味料が「美味しくない」とか「味が薄い」としたら、ちょっと強すぎるうま味に舌が慣れてしまっているのかも。まともな調味料はお値段高めですが、使いこなせれば「合わせ調味料」を買うより安上がりで美味しいのです。ぜひまともな調味料を使っていただいて、ミネラル豊富で添加物の少ない食生活を楽しんでもらえたらいいなと思っています。

醤油

醤油の消費は年々減っています。みなさん、醤油ではなく「つゆ」「だし醤油」や「たれ」を買っているのです。自分では醤油を買っているつもりでも、実際は、添加物たっぷりの「だし醤油」を買っている人がすごく多いです。

醤油の中でも、九州の甘口醤油はすごく添加物が多いです。カラメル色素、化学調味料、サッカリンナトリウム、パラオキシ安息香酸などが入っています。ただ、九州の家庭で長く親しまれてきた伝統食品なので、あまり悪くいいたくありません。お気に入りの銘柄もあるでしょうから、あまりこだわらず、使い続けてもいいと思います。**添加物が少ない甘口醤油もあります。例えば、大手メーカーではキッコーマン「あまくち」。福岡のミツル醤油「自然派あまくち」は、なんと無添加。甘い九州醤油の中ではもっともおすすめです。**

一般的によく使われる醤油を「こいくち醤油」といいますが、選ぶときは無添加の「丸大豆醤油」がおすすめです。丸大豆とは丸い大豆という意味ではなく、丸ごとの大豆という意味です。丸ごとではない大豆を脱脂加工大豆といいます。日本では、大豆は豆腐にも納豆にも味噌にもなる農作物ですが、世界で大豆の主な用途といえば搾油です。大豆油を搾ったあとの搾りカスを脱脂加工大豆といい、主に飼料として利用されますが、醤油の原材料や大豆ミートの原材料にもなるのです。

こいくち醤油の原材料は、大豆と小麦と食塩と水です。お米は使いません。蒸した大豆と炒った小麦を暖かい部屋でカビだらけにして「麹」にして、食塩水を加えてタンクで約6か月（またはそれ以上）発酵させたのが「もろみ」。そのもろみを搾った液体が醤油です。流通する醤油の8割以上は、大豆の代わりに脱脂加工大豆を使って作られています。脱脂加工大豆の醤油も、これはこれで十分に美味しいのですが、やはり丸大豆醤油のほうが美味しくておすすめです。

次に、丸大豆醤油の中でもさらにおすすめなのが、木桶で仕込んだ醤油です。コンクリート、FRP、金属製のタンクで発酵させた醤油も、品質が安定して美味しいのですが、杉の木の桶で仕込んだ「木桶仕込み醤油」は、とても個性があって美味しいですね。木材の表面の微細な構造に醤油の発酵菌が棲みつき、その蔵の気候風土に応じて、その蔵元にしか出せない風味や味わいを醸しています。タンクで温度をコントロールせず、四季の温度変化による「天然醸造」というのが魅力です。ぜひ、丸大豆の木桶仕込み醤油を探してみてください。

スーパーで醤油を買うときには、新鮮なおいしさを保つ「やわらか密封ボトル」⑬に入った醤油がおすすめです。容器が2重構造になっていて、酸素に触れにくい構造になっています。酸素を遮断できれば、冷蔵庫に入れなくても美味しさは長持ちします。

減塩醤油は、美味しいものが少ないです。減塩したい人は、100円ショップの醤油スプレーを買って、そこにお気に入りの醤油を入れて、使う量を減らしたほうがいいと思います。減塩醤油をたっぷり使うよりも、美味しく減塩できます。

生醤油について説明します。これを「きじょうゆ」と読むと料理用語になり、だし醤油ではないという意味になります。無添加の普通の醤油のことですね。ろ過も加熱殺菌もしてあります。「なましょうゆ」と読むと、加熱殺菌していない醤油という意味になります。精密ろ過をして醤油の微生物を取り除いてあるので、加熱殺菌はしていませんが、密封ボトルで常温販売していることが多いです。

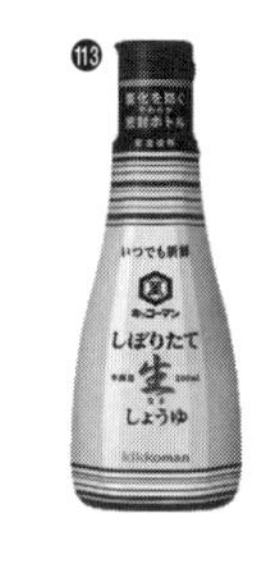

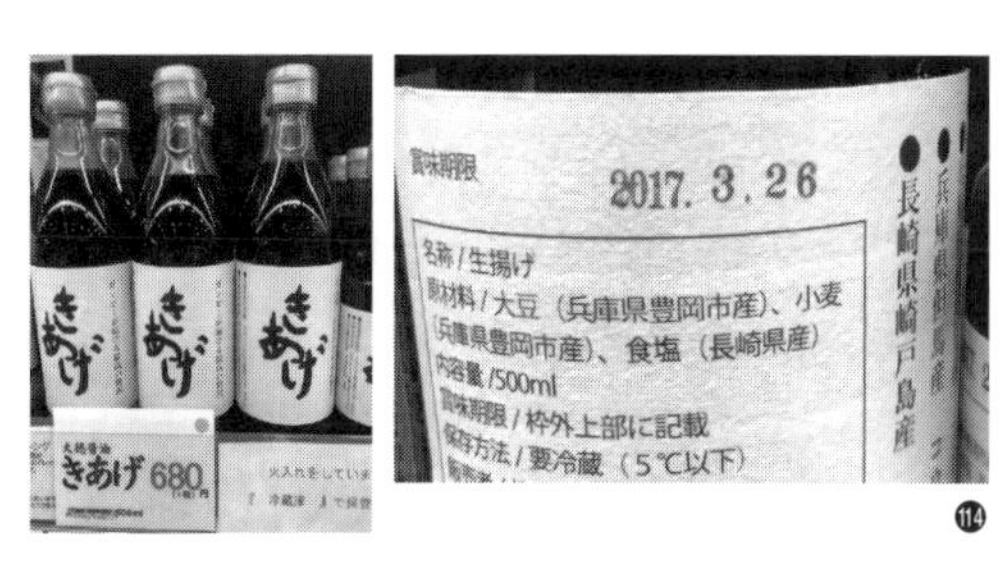

似たような名称で「生揚醤油（きあげしょうゆ）」114という種類があります。こちらは精密ろ過も加熱殺菌もしていないので、要冷蔵で販売されることが多いです。日本酒でいう「無濾過生原酒」みたいなもので、醤油の微生物が生きています。賞味期限も短いですし、あまり流通していません。蔵元直売所などで見かけたら買ってみてください。デリケートな醤油ですが、とても美味しいです。

醤油メーカーは全国にたくさんあるので、無添加の丸大豆醤油だけでも、とてもたくさんの種類があるわけです。その中で、自分の口に合う美味しい醤油を探したい人に利用していただきたいのが「職人醤油」です。全国の醤油を取り扱う専門店で、すべての醤油を100㎖の小瓶で統一して販売しているので、自分好みの醤油を探すのにぴったり。通販でも買えますが、店舗だと東京の松屋銀座地下2階が便利です。この味がいい！という醤油が見つかったら、蔵元から大きなサイズの醤油を買ったらいいと思います。

【醤油選びの条件】

- 無添加
- 丸大豆か
- 木桶仕込みか

原材料名
脱脂加工大豆（大豆（輸入））、小麦、食塩、ぶどう糖果糖液糖、みりん／アルコール、調味料（アミノ酸等）、甘味料（甘草、ステビア）

良
原材料名
丸大豆（国産、分別生産流通管理済み）、小麦（国産）、食塩

味噌

味噌は、大豆と米麹から自分で手造りしているという人もいますが、まったく味噌汁を作らないし飲まないという人も多いです。家で味噌汁を飲むけど、味噌は買わないという人も多くて、インスタント味噌汁であったり、ペットボトル入りの「液みそ」を使っていたりするのです。

ここでは、スーパーでカップ味噌を買うときの選び方をお伝えしたいと思います。

まず、味噌の分類から。大豆と米麹を合わせたのが米味噌。大豆と麦麹を合わせたのが麦味噌。大豆だけを使ったのが豆味噌。麹の種類が異なる味噌を混合したのが混合味噌（合わせ味噌）です。同じ原料の味噌でも、塩加減や麹歩合（原料の大豆に対する麹の比率）の差によって、甘いものや辛いものがあります。

また、同じ米味噌でも、赤味噌や白味噌があり、これらは醸造温度、醸造期間、大豆を煮るか蒸すか、麹歩合などによって、赤や白を作り分けています。

カップ味噌は、原材料表示を見て、無添加のものを選びましょう。米味噌であれば「米、大豆、食塩」と書いてあるものがいいです。私は甘い味噌は苦手なので「大豆、米、食塩」の順に書いてある味噌を買いますが、このあたりはお好みで選んでください。主原料が「米」だと、米麹の比率が大きいということなので、わりと甘い味噌かもしれません。

次に、原料の産地を見てください。米も大豆も国産がいいです。安全性というよりは、味ですね。国産大豆の味噌のほうが美味しいと思います。安全性を重視するなら、輸入の有機大豆を使った味噌もいいですね。国産の有機大豆と有機米を使った味噌なら完璧です。

さらに、パッケージに「天然醸造」とか「自然醸造」などの表記があるか探してください。これらは醸造中に加温することなく、熟成に時間をかけた美味しい味噌が多いです。

あと、できれば生味噌がいいです。味噌の発酵菌が加熱殺菌されていないので、カップ味噌に「通気口」が開いています。これが生味噌の見分け方です。フタのどこかに通気口がありますから、探してください。袋入りの味噌で、原材料表示に「酒精」と書いてあったら、それは通気口がなくても生味噌の可能性が高いです。お酒によって酵母を酔わせて発酵を止めているのです。酒精は添加物ですが、焼酎みたいなものですし、味噌汁で加熱すればアルコール成分は飛んでしまうので、心配いりません。酒精は気にしなくていいと思います。

日本でもっとも売れている味噌が115のマルコメの『だし入り料亭の味』ですが、同じマルコメで選ぶのであれば、116の『料亭の味　無添加生』を選んでもらいたいです。

最大手のマルコメはきちんと無添加を作って売っています。いうなれば、116の『料亭の味　無添加生』を買わない消費者が悪い。消費は投票です。消費者が質のよいものを求めればメーカーも質のよいものを作ります。

『料亭の味　無添加生』の「減塩」117もおすすめです。醤油の場合は醤油スプレーを買って使う量を半分にといいましたが、味噌を使う量を半分にするとそれこそ美味しくないので、大手メーカーの減塩味噌を使いましょう。

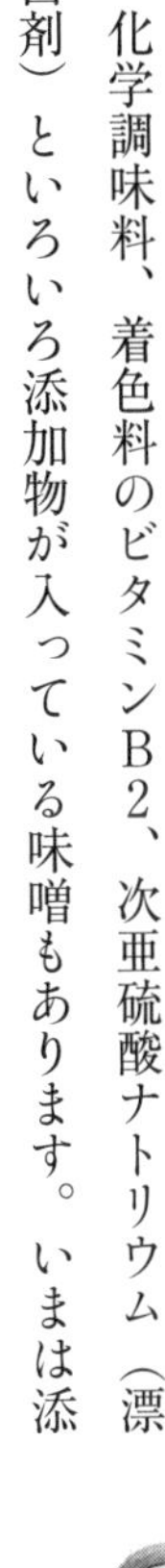

化学調味料、着色料のビタミンB2、次亜硫酸ナトリウム（漂白剤）といろいろ添加物が入っている味噌もあります。いまは添

117

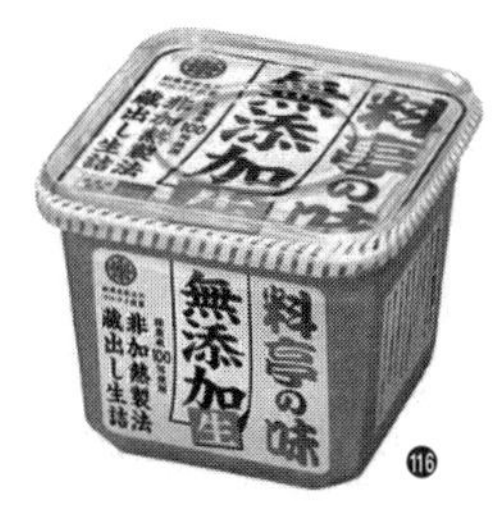

116

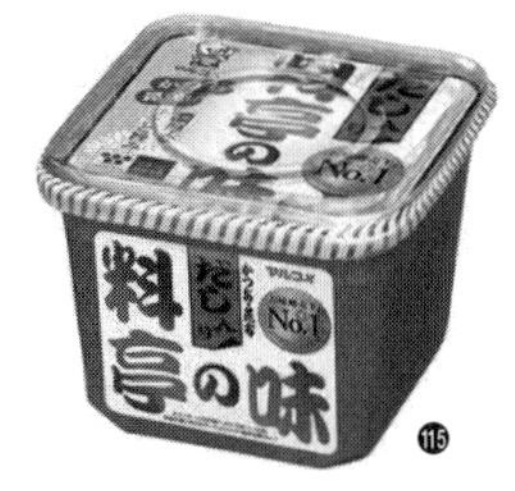

115

加物表示が別枠になっているものもあるので本当に要注意です。

【味噌選びの条件】

●無添加で天然醸造（自然醸造）

●国産大豆もしくはオーガニックか

●通気口がある「生」味噌か

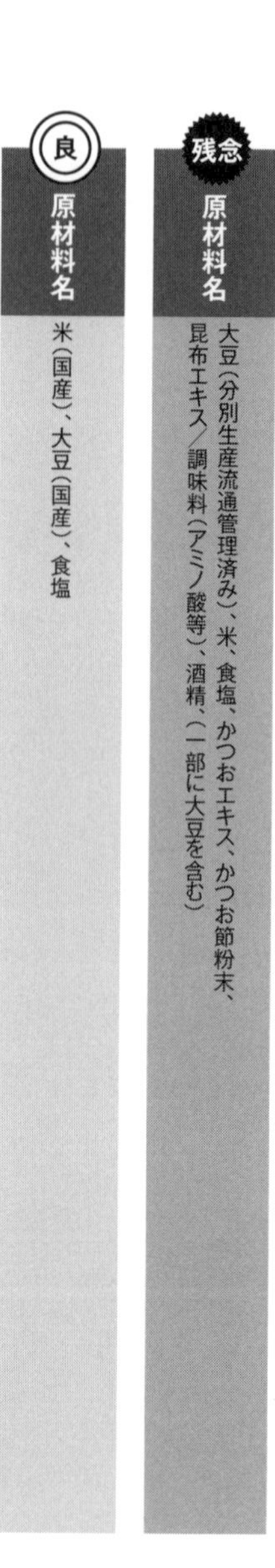

	原材料名
残念	大豆（分別生産流通管理済み）、米、食塩、かつおエキス、かつお節粉末、昆布エキス／調味料（アミノ酸等）、酒精、（一部に大豆を含む）
良	米（国産）、大豆（国産）、食塩

酢

お酢は、醤油や味噌と違って塩分摂りすぎの心配がありませんから、好きな酢を好きなだけ使っていただければと思います。**酢の物はミネラルの吸収を促進しますし、疲労回復効果も指摘されています。うまく使えば減塩もできる、すごい調味料だと思います。**

どんな酢でも、添加物が少ないものを選べばそれでいいと思います。リンゴ酢でもバルサミコ酢でもワインビネガーでも、好きなものをどうぞ。

ここでは、お米を使った酢の選び方についてお伝えしたいと思います。

まず、穀物酢というのがあります。小麦、米、コーンなど、さまざまな穀物がバランスよくブレンドされた酢で、日本でもっとも人気のある酢です。その穀物酢の中に、米酢があります。「穀物酢のうち、米の使用量が穀物酢1Lにつき40g以上のもの」を米酢といいます。原材料としては、米以外に醸造アルコールも使います。醸造アルコールを使用せず、米と水だけで作られた米酢を純米酢といいます。おすすめはこの純米酢(118)です。

よくわからないと思いますので、純米酢の製造工程を簡単に説明します。米を蒸して、米麹と水を加え、もろみにします。そこに酵母を加え、アルコール発酵でお酒を造ります。これをろ過すれば日本酒のような状態になります。そのお酒に種酢を混ぜ合わせて加温し、酢酸菌を加えると、酢酸発酵でアルコール成分が酢酸に変わります。酢酸というのはお酢の主成分です。そのお酢を熟成させ、ろ過、殺菌、ビン詰め

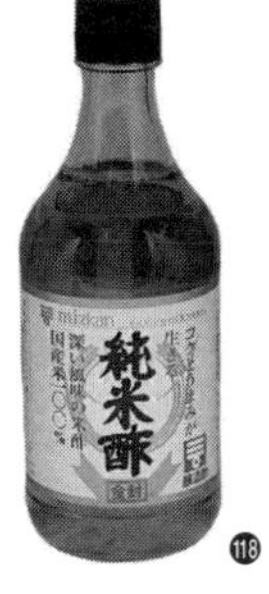

(118)

したものが、純米酢として販売されているわけです。

この工程の中で、お酒を造る工程が大変なので、原材料の一部に醸造アルコールを使ったものが米酢です。醸造アルコールを使わない純米酢のほうが、米酢よりも値段が高くなります。ちなみに、酢酸発酵によって、アルコール成分のほとんどが酢酸に変わるため、お酢のアルコール濃度は0.2％とごく微量です。アルコールの心配はありません。

純米酢の中でも、静置発酵法で製造されたものがおすすめです。静置発酵とは、タンクの表面の酢酸菌が、80日～120日と、ゆっくり時間をかけて自然にアルコール成分を酢酸に変えていく、伝統的な発酵法です。一般的なお酢は全面発酵で造られます。これは機械で人工的に空気を送り込み、1日で発酵を終えてしまいます。とても早くお酢が造れますが、静置発酵のほうが味わいに深みがあるはずです。

デパ地下の調味料コーナーや、自然食品店、生協の宅配には、静置発酵の純米酢が必ずありますし、原料の米が無農薬だったり、有機栽培だったりするので、とてもおすすめです。

ほかにもおすすめの酢があります。例えば酒粕から作られる「赤酢（粕酢）」⑲はいかがでしょう？　酢飯に合うと思います。健康酢として人気の「黒酢」もいいですね。玄米を原料としているのでミネラル豊富です。ただし、市販の「黒酢ドリンク」⑳（左）は原材料にご注意ください。ブルーベリー黒酢とかヨーグルト黒酢などです。人工甘味料を使った商品がほとんどです。

自分ではお酢を買ったつもりでも、分類上は「調味酢」や「清涼飲料水」だったりすることがあります。**特に調味酢にはご注意ください。うま味調味料や人工甘味料など、添加物を多用したものが多いです。**

⑫0の右にある『鹿児島の壺づくり黒酢』は本物中の本物で関東でもよくスーパーに置いてありますが、本物の黒酢が一番黒くないです。

⑫1の飯尾醸造の「富士酢」がいいなと思うのは、原料の米が無農薬です。従業員やお客さんを交えて、田植え、あるいは稲刈りをやって無農薬で米を育てているので、頑張ってるなと思います。こういうメーカーや蔵を私は応援したくなります。生産者から消費者まで同じ思いで後世につなげていきたいですから。

ほかにも自然食品店に行くと確かな原料や作り方でできた商品の種類は数多くあるので、興味がある方は足を運んでもらえればいいかなと思います。

119

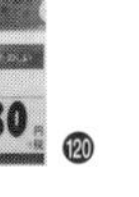
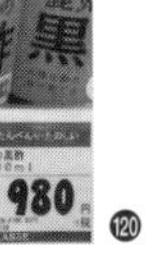
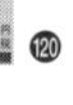

120

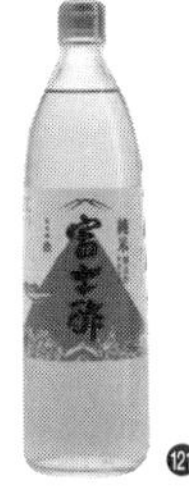

121

寿司酢はだいたいまともです。例えば、ミツカンのすし酢ですが、添加物だらけかというとまったくそんなことはなく、「昆布エキス」ではない「昆布だし」を使用しています。遺伝子組換えトウモロコシで作った果糖ぶどう糖液糖は使用しているので絶賛はしませんが、十分まともです。最大手の商品がここまで無添加に近いとそれ以外のメーカーもまともなものを作らざるをえません。いい傾向だと思います。ちなみに、寿司は上に乗っている具材のミネラルの吸収を、酢が高めるのでおすすめです。

【酢選びの条件】

●純米酢は静置発酵がいい

●添加物が少ないもの

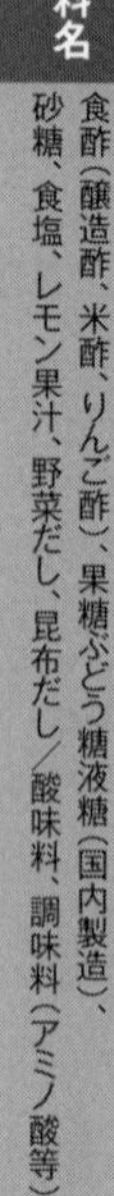

良
原材料名
米（国産）

塩

ナトリウムもミネラルの一種ですが、どちらかというと摂りすぎが指摘されているミネラルなので、家庭で使う「塩」を選ぶときも、塩化ナトリウム以外のミネラルを豊富に含むものがおすすめです。塩化ナトリウムの純度が高い精製塩は、塩の成分表示を見ればわかります。この精製塩だけ避けていただければ、あとはどんな塩でもお好みで選んでいいと思います。

例えば(122)の塩事業センターの精製塩。こういうのが精製塩で、99・5％以上が塩化ナトリウムです。

(123)の減塩しお。塩分50％カットと書いてありますが、残りの半分は何なんだよという話です。減塩しおとは、残りの半分が塩化カリウムです。塩化ナトリウムのナトリウムの部分をカリウムに置き換えたものなので、ナトリウムとカリウムしか摂れません。ですから、医師からナトリウムを減らすようにいわれた人以外は、おすすめしません。

(124)は炭酸マグネシウムが入っています。これはミネラルを豊富にするためではなく、瓶

(122)

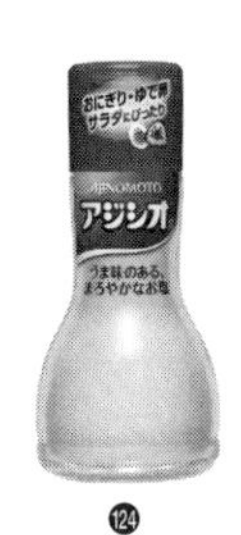

(123)

(124)

の中で固まらないようにサラサラを保つためです。海水由来の「にがり」であれば、マグネシウム以外のミネラルも幅広く摂れるのに、もったいないですね。

塩の作り方、由来によって種類がいろいろあります。

日本は海水から塩を作ることが多いので「海塩」が一般的ですが、世界で生産される塩の大半は「岩塩」125です。さまざまな味の個性があり、肉料理には欠かせませんが、驚くほど塩化ナトリウムの純度が高いです。精製塩じゃないかと思うような成分の岩塩もあります。昔の海水が、長い時間をかけて地層の中で眠っているときに、塩化ナトリウムの純度が高まってしまうのでしょうね。ですから、風味を楽しむものであって、幅広いミネラルを補うために使う塩ではありません。

岩塩の魅力はほかにあります。長い期間、酸素のないところで眠っていた塩なので、抗酸化力があると考えられていて、エステサロンでは美容効果で活性酸素除去を期待して施術に使われることもあります。もう一つ、岩塩が好まれる理由があります。海水由来の塩は、原発事故の放射性物質の懸念や、海洋汚染物質の懸念、マイクロプラスチックの懸念があるので、そこを気にする人は岩塩を使いますね。

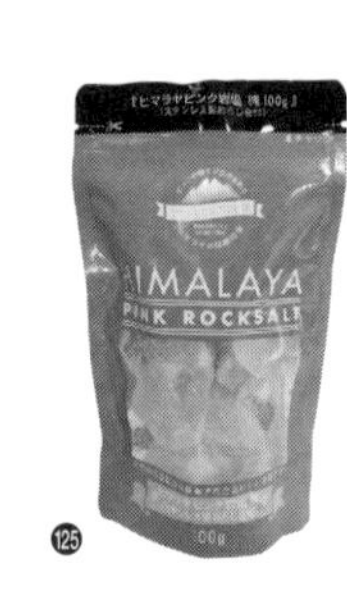

125

岩塩に似た塩で「湖塩」もよく売られています。やはり岩塩と同様に塩化ナトリウムの純度が高いものが多いです。ミネラル補給ではなく、味の個性を楽しんでほしい塩です。

日本で作られている塩は、大きく3つに分けられます。イオン交換精製塩、再生加工塩、自然海塩（自然塩、天然塩）です。イオン交換精製塩は、先ほど説明した精製塩ですね。これはおすすめしません。**再生加工塩は、メキシコやオーストラリアから天日塩を輸入し溶解したものに、にがりなどを添加した再生塩のことです。「伯方の塩」や「赤穂の天塩」などが有名ですね。塩化ナトリウム以外のミネラルをほどよく含むので、安価だけど、いい塩です。**

自然海塩も、大きく3つに分けられます。天日塩、平釜塩、海水全乾燥塩です。

天日塩は、人工的な加熱をせず、太陽と風の力だけで結晶させる塩です。日本の塩田は廃止されてしまったので、国産の天日塩は希少ですが、「海の精　ほししお」や「粟國の塩　天日」などがあります。輸入だと、ベトナムの「カンホアの塩」や、韓国の「干潟天日塩」などがあります。天日塩の特徴としては、塩化ナトリウム以外のミネラルが、それほど豊富ではないということだと思います。もちろん、岩塩よりはミネラル豊富ですが、平釜塩に比べるとミネラル豊富とはいえない塩が多いです。

では、天日塩は何が魅力なのかというと、どういうメカニズムかわからないのですが、微生物が活発になるのです。味噌の仕込みに使ったり、キムチを漬けるときに使うと、発酵菌が元気になって、美味しく仕上がるような気がします（笑）。平釜で加熱していないので、海水のミネラル成分が、微生物が利用しやすい形のまま天日塩に含まれているのかもしれません。醤油メーカーが、メキシコやオーストラリア産の天日塩を使うことが多いのは、そんな理由も関係しているのかもしれませんね。

次に平釜塩ですが、これは風や太陽熱を利用して海水を濃縮し、それを平釜で煮詰めて塩を析出させたものです。一般に、自然海塩といえば平釜塩ですね。日本全国、各地の製塩所で作られている塩です。道の駅や、お土産店でも販売されています。どの程度ミネラルを残して仕上げるか、製塩所ごとに異なるので、ミネラル成分も味もさまざまです。

例えば奄美大島の3種類の平釜塩126を比較すると、「打田原のマシュ（左）」「奄美の塩（中）」「加計呂麻の塩（右）」の、100gあたりのナトリウム含有量が、それぞれ33・0g、36・

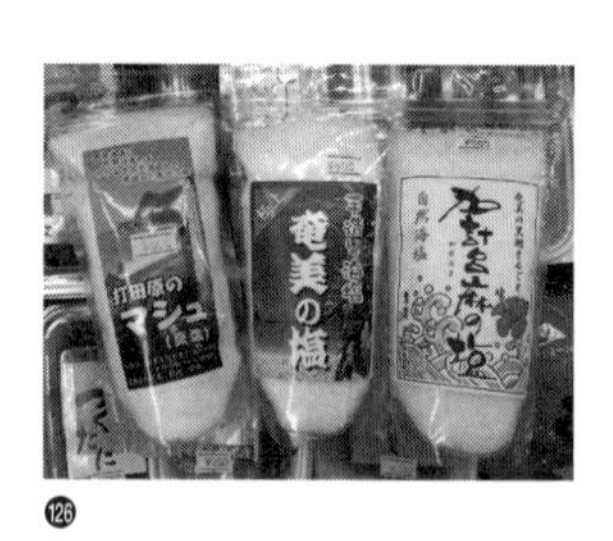

126

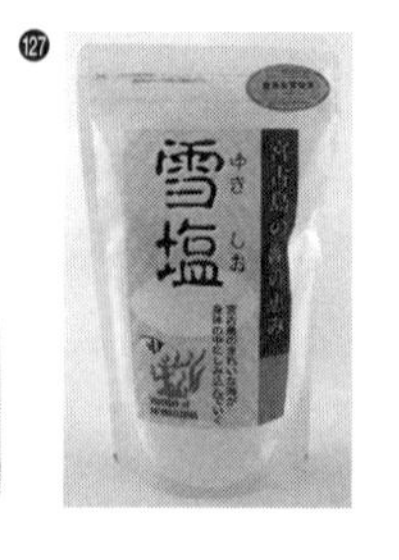

127

128

7g、30・2gですね。ナトリウムの量に2・54をかけると塩化ナトリウムの量になるので、100gあたりの食塩相当量は、83・8g、93・2g、76・7gとなります。塩化ナトリウムの純度が低い「加計呂麻の塩」がもっともミネラル豊富な塩だというわけです。そうなると買うべきは「加計呂麻の塩」なのか？ というと、これが難しいのです。にがり成分が多いと料理に使いにくい。料理によって、合う合わないがでてきます。

平釜塩の特徴として、どの料理にも合わせやすく、美味しい塩が多いのですが、その中でも、何にでも合う塩と、ミネラル豊富だけど合わせにくい塩があるということです。それはそれとして、そのときの気分で、好きな塩を買ってもらえればと思います。平釜塩は、普段使いにピッタリの自然海塩です。

最後に、海水全乾燥塩ですが、海水のミネラル成分そのままの塩です。「雪塩」[127]や「ぬちまーす」[128]が有名ですね。塩化ナトリウム以外のミネラルがとても豊富な塩なので、だからこそ、賛否両論ある塩でもあります。体によくないという意見の根拠としては、海水全乾燥塩に多く含まれる硫酸塩が、腸内の硫酸塩還元菌によって硫化水素を発生し、腸管粘膜を損傷するというものです。野菜の有機硫黄と違い、塩に含まれる無機硫黄は体に吸収されないので腸の表面で硫化水素を産生するから摂りすぎてはならないというわけです。

これに対する反論としては、①硫酸塩還元菌によって硫化水素になるというが、実際は、腸内で硫酸塩還元菌は水素の奪い合いに負けて、あまり硫化水素を作ることができない。②海水全乾燥塩に豊富な硫酸塩を問題にしているが、そもそも腸管内にはスルホムチンのような「内因性の硫酸塩」がある。腸上皮のほとんどの杯細胞はスルホムチンを恒常的に産生している。そして、生体には硫化水素に対する防御機構も備わっていて、ロダナーゼのような酵素が硫化水素の解毒に関与している。③硫酸イオンはカルシウムと結びつき、硫酸カルシウムとなるはず。硫酸カルシウムは水に溶けにくい物質なので、そのまま便で排出されそう。④現代人はミネラル不足なので、海水全乾燥塩でミネラル補給できている人は多い。硫化水素が産生するというが、臭いオナラは出ない。などです。

私の結論として、ミネラル豊富な海水全乾燥塩は魅力的ですが、硫化水素の懸念もありますので、念のため、使いすぎには注意しましょう。普段使い用に、天日塩や平釜塩を用意してはどうでしょうか。

【塩選びの条件】

●ミネラルの種類が多く摂れるもの

残念

原材料名	海塩（海水（日本））／グルタミン酸ナトリウム／炭酸カルシウム／クエン酸三ナトリウム

良

原材料名	海水

栄養成分表示（100g当たり）	
エネルギー	0kcal
たんぱく質	0g
脂質	0g
炭水化物	0g
食塩相当量	86.7g
カルシウム	953㎎
マグネシウム	640㎎
カリウム	223㎎

よい塩の成分表示例

みりん

みりんは甘いお酒です。蒸したもち米に米麹を混ぜ、焼酎を加えて60日間ほど熟成させ、搾ってろ過したものです。発酵ではなく糖化させて造るのが特徴ですね。

みりんの選び方をお伝えするときに、ややこしいのは、みりんに似た調味料が存在することです。

①発酵調味料（みりんタイプ調味料、醸造調味料、加塩みりん）は、みりんと同様にアルコール分を含むけど、食塩を加えているため飲用と扱われず、酒税のかからないもの。アルコール分も塩分も含むのが発酵調味料です。料理のレシピで、みりんの代わりに発酵調味料を使うときは、どこかで塩分を調整しないといけません。

②みりん風調味料は、塩分をほとんど含まず、アルコール分も1％未満で、みりんの風味に似せてうま味調味料や水飴などの糖分を加えたもの。ミツカン「ほんてり」が有名です。「みりんタイプ」と「みりん風」は真逆ですね。アルコールも食塩も含む「みりんタイプ」と、アルコールも食塩も含まない「みりん風」。ややこしいです。これらと区別するために、みりんは「本みりん」と呼ばれています。

本みりんにも2種類あって、標準的製法の本みりんと、伝統的製法の本みりんです。

実際の商品で見てみましょう。129はコンビニのみりんです。アルコールが入っていて塩分が入っていないので「本みりん」です。ただ、これはあまりおすすめできない「本みりん」です。130は「タカラ本みりん」、129よりはマシですが、これも糖類などが入っています。これも「本みりん」です。131が「醸造調味料」で純米料理酒という名前の商

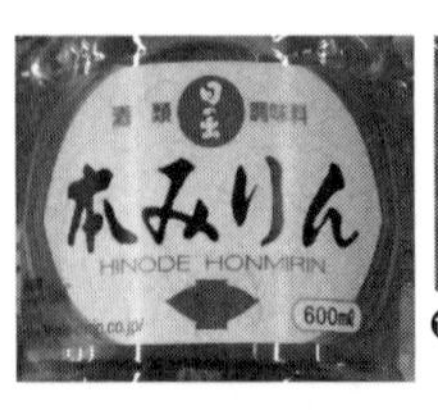

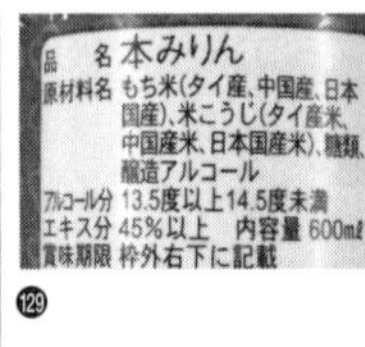
品　名 本みりん
原材料名 もち米(タイ産、中国産、日本国産)、米こうじ(タイ産米、中国産米、日本国産米)、糖類、醸造アルコール
アルコール分 13.5度以上14.5度未満
エキス分 45％以上　内容量 600ml
賞味期限 枠外右下に記載

129

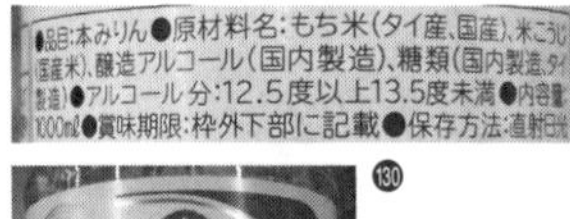
●品目:本みりん●原材料名:もち米(タイ産、国産)、米こうじ(国産米)、醸造アルコール(国内製造)、糖類(国内製造、タイ製造)●アルコール分:12.5度以上13.5度未満●内容量1000ml●賞味期限:枠外下部に記載●保存方法:直射日光

130

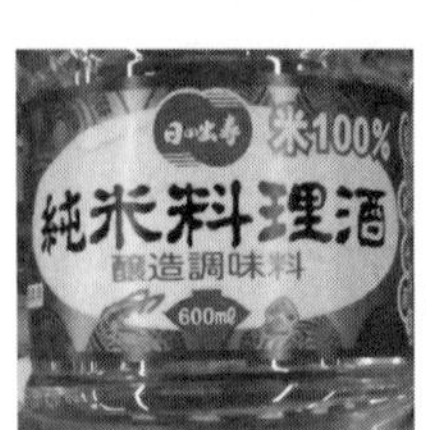

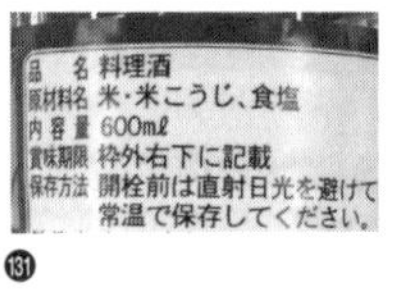
品　名 料理酒
原材料名 米・米こうじ、食塩
内 容 量 600ml
賞味期限 枠外右下に記載
保存方法 開栓前は直射日光を避けて常温で保存してください。

131

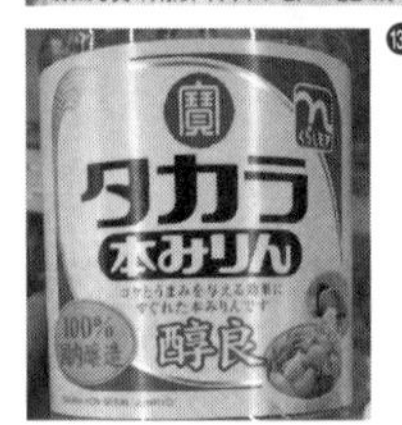

品名で売られていることも多いです。「醸造調味料」「料理酒」と書いてありますが、しょっぱい料理にならないよう、塩分に注意して使ってください。

132の「みりんタイプ　醸造調味料」は化学調味料や酸味料など入っています。これも塩分が1.6％以上入っているアルコール入りの塩みりんです。133の「みりん風調味料」はミツカン「ほんてり」です。

　おすすめはもちろん130の「本みりん」ですが、もっとおすすめなのが、伝統的製法の本みりんです。スーパーだと取り扱いがないかもしれませんが、デパ地下や高級スーパー、お酒の取り扱いのある自然食品店、通販なら買えます。いくつかご紹介します。「福来純　熟成本みりん」134「角谷文治郎商店　三州三河みりん」135「甘強　昔仕込本味醂」136「相生桜本みりん」137「九重櫻　本みりん」138「愛櫻　純米本みりん」139「一子相傳　小笠原味醂」140などです。

136
135
134
本みりん
九重櫻
相生桜
138
137
割烹みりんタイプ
醸造調味料
400mℓ
品　名 醸造調味料
原材料名 水あめ、米・米こうじの醸造調味料、食塩、酒精、調味料（アミノ酸）、酸味料
内容量 400mℓ
賞味期限 枠外右下に記載
保存方法 開栓前は直射日光を避けて常温で保存してください。
132
133
●開栓後は必ずフタを閉め、冷蔵庫で立てて保管してください。
名　称：みりん風調味料
原材料名：水あめ、米および米こうじの醸造調味料、醸造酢、酸味料
内容量：400ml
ほんてり
みりん風調味料
煮物・照り焼き・肉じゃが
しょうが焼き

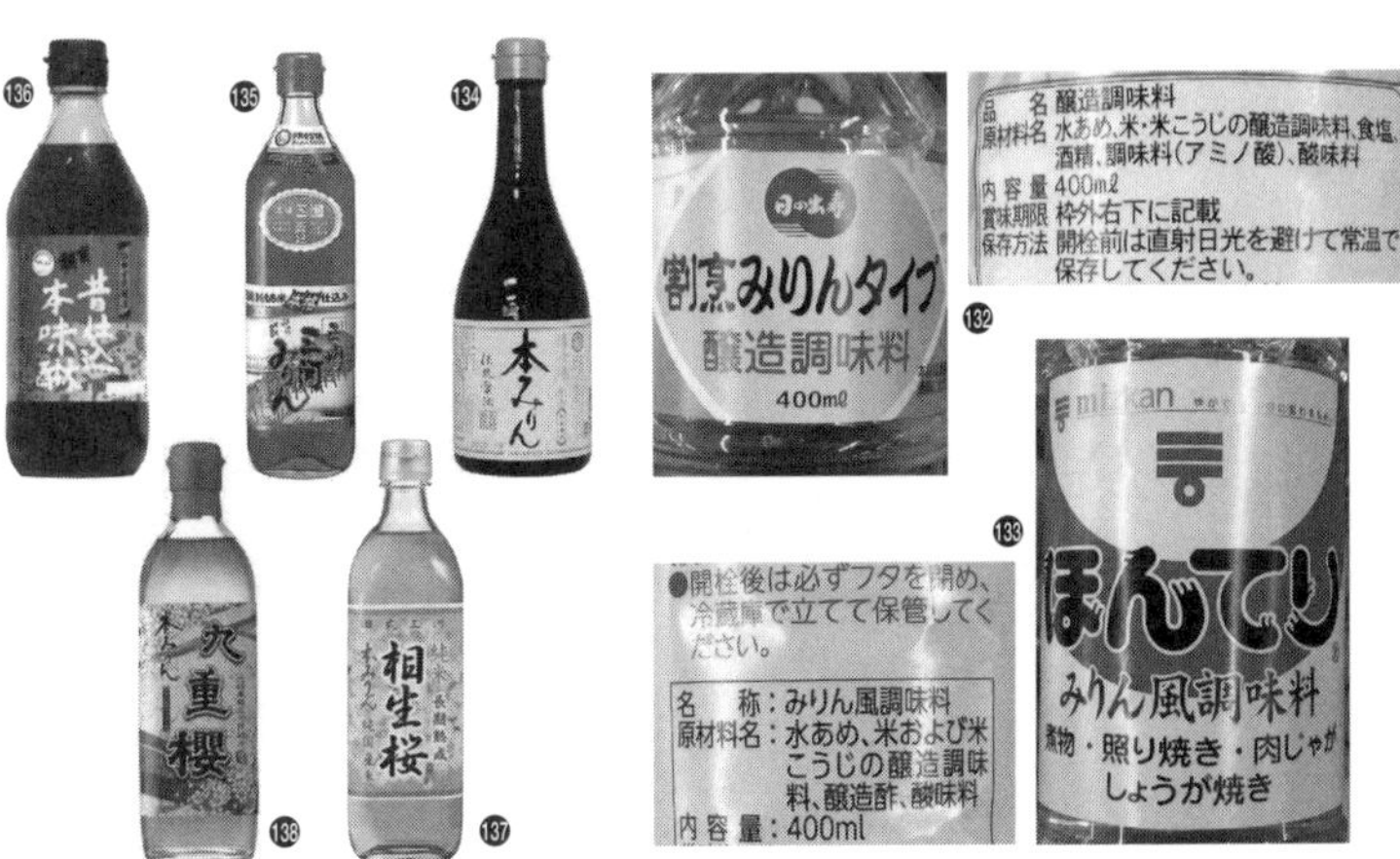

どれも美味しいですよ。

イオンのオーガニックコーナーには、「タカラ有機本みりん」141がありますので、これでもいいと思いますし、それも売ってないときは、「タカラ純米本みりん」142でいいと思います。伝統的製法ではありませんが、まずは「本みりん」を使ってみてください。

自然食品店でよく見るのが、味の一醸造の「味の母」143という発酵調味料です。これは伝統的製法の本みりんに負けない、いいモノですが、発酵調味料なので塩加減だけ気をつけてお使いください。

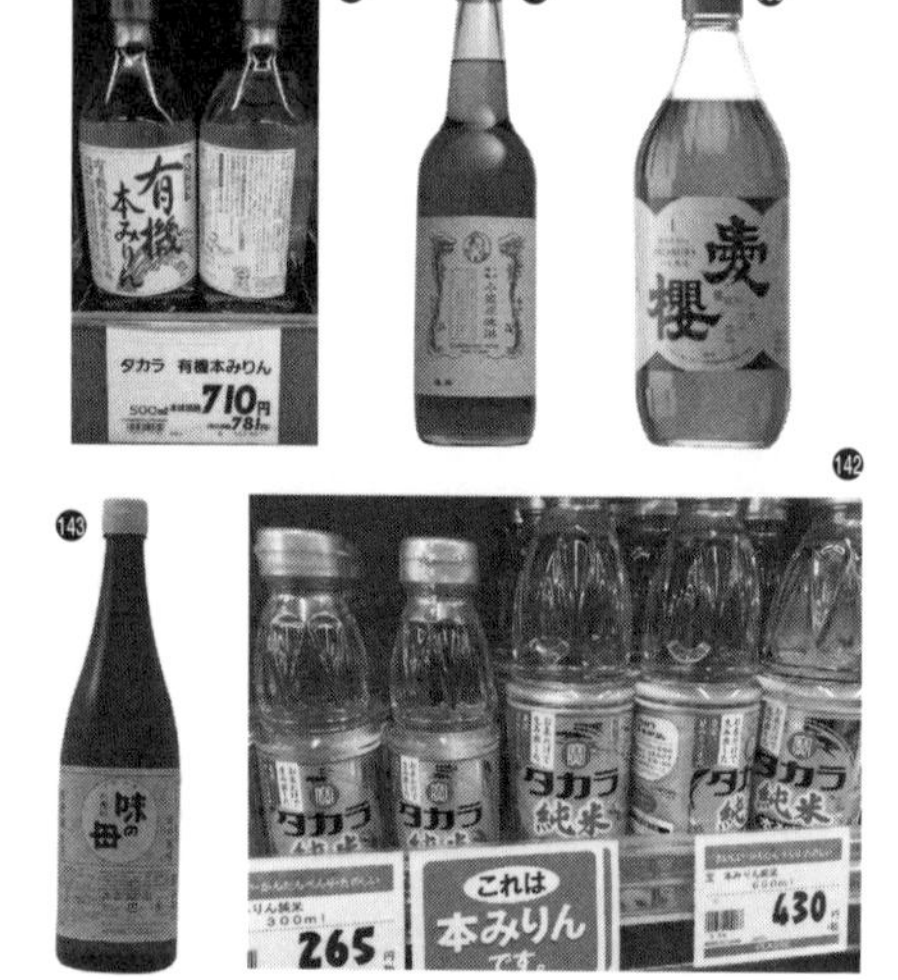

【みりん選びの条件】

- 本みりん
- 添加物が少ないもの

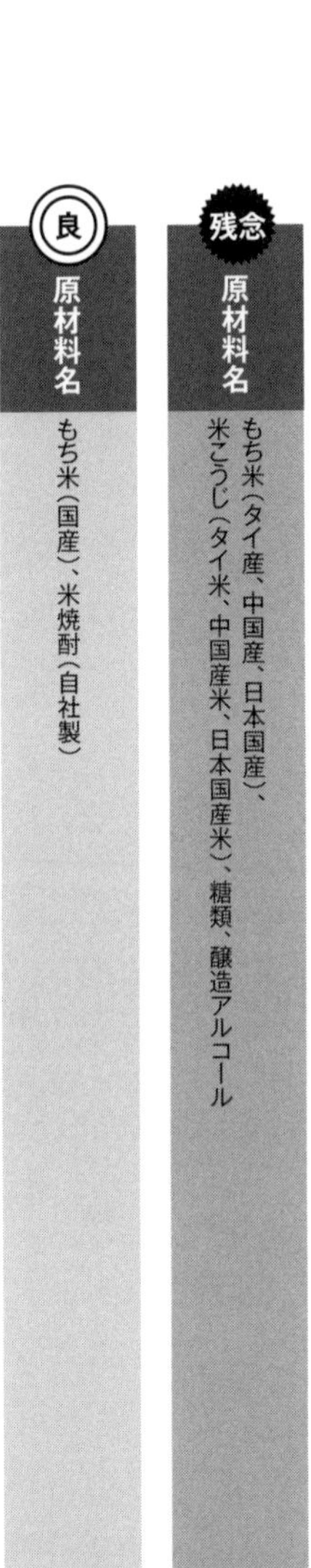

砂糖

おすすめの砂糖はありません（笑）。

上白糖やグラニュー糖は、ミネラルを含まない精製糖類ですし、血糖値を急上昇させて体に負担をかけます。そういう意味では、果糖ぶどう糖液糖などの異性化液糖も同じですね。かといって、「パルスイート」や「シュガーカットS」などの人工甘味料をおすすめするわけにはいきません。

本来は、甘いものの誘惑から逃れることが理想なのでしょうが、現実的には、煮物や菓子作りに砂糖は欠かせません。では、どんな糖類（甘味料）がマシなのか、考えてみたいと思います。

ミネラル含有量を考えたら、黒砂糖がいいのですが、料理にも菓子作りにも使いにくいですね。独特の風味があるので。

上白糖と同じように使えて、ほどよくミネラルを含む茶色い砂糖を「粗糖」といいます。普段使いには粗糖がいいと思います。あとは、本みりん、純粋はちみつ、メープルシロップ、黒砂糖などを用途に応じて使い分けるのがいいでしょう。

粗糖によく似た茶色い砂糖で「三温糖」144というのがありますが、これは「茶色い上白糖」です。ミネラルをほとんど含みません。中には「三温糖という商品名の粗糖」もあるのでややこしいのですが、**自宅のブラウンシュガーが粗糖かどうかを確かめるには、燃やしてみるのが一番わかりやすいです。バーナー型ライターで燃やしてみて、燃えたらミネラルを含む粗糖。燃えずに溶けるだけだったらミネラル不足の精製糖類だと判定できます。**試しにグラニュー糖を燃やしてみてください。透明に溶けるだけで、燃えないことを確認できるはずです。

粗糖は、「粗糖」「粗製糖」「島ざらめ」「洗双糖」145など、いろいろな名称で売られています。「きび砂糖」という名称は、燃やしてみないと粗糖かどうかわかりません。「てんさい糖」146は、茶色いものは粗糖で、白いものは上白糖だと思います。燃やして確認してみ

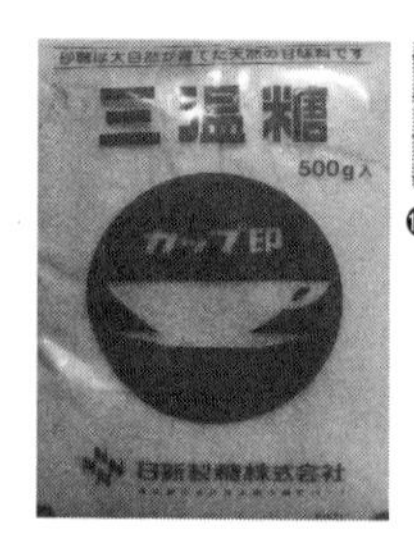

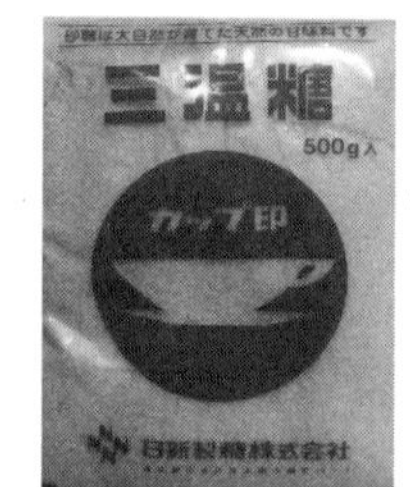

144

てください。

ミネラルを含まない上白糖、グラニュー糖、果糖ぶどう糖液糖は避け、もちろん人工甘味料のスクラロース、アスパルテーム、アセスルファムカリウムなども避けるとして、それ以外の糖類（甘味料）については、自分の腸に問題が生じなければ、使っていいのではないかなと思っています。ミネラルを補いながら使ってください。トレハロース、エリスリトール、ソルビトール、キシリトール、マルチトール、イソマルツロース（パラチノース）、メープルシロップ、純粋はちみつ、水あめ、還元水飴、ステビア、ラカンカ…など。腸に病気のある人であればこれらもやめたほうがいいですが、大半の人は大丈夫だと思います。

カロリーゼロの自然派甘味料「ラカントS」は、人工甘味料不使用で、エリスリトールとラカンカから作られています。同様に、低カロリー甘味料「マービー」も人工甘味料不使用で、還元麦芽糖（マルチトール）を使用しているので腸の状態と相談しながら使っていいと思います。下痢をするようであれば、エリスリトー

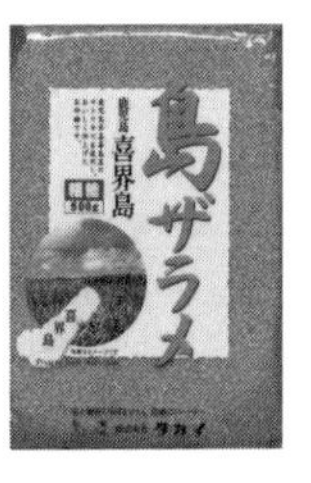

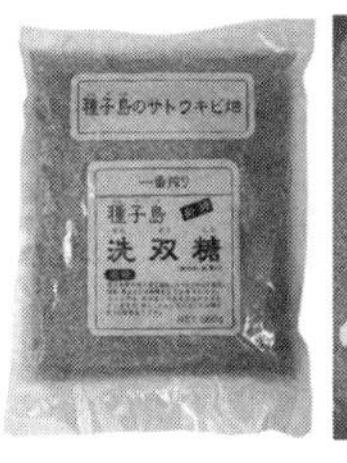

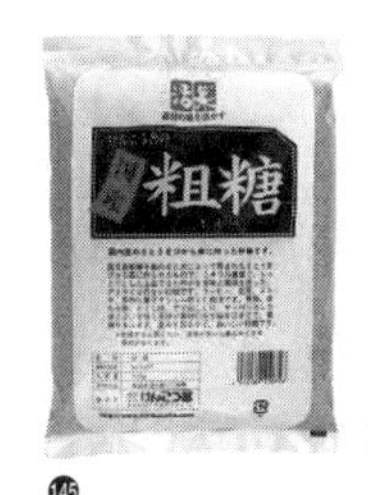

145

146

ルやマルチトールが腸に合わない体質かもしれません。

はちみつは「加工はちみつ」ではなく「純粋はちみつ」を選んだほうがいいと思います。できれば国産の信頼できる生産者のはちみつがいいですね。

メープルシロップは「メープルシロップ」を買ってください（笑）。メープルシロップによく似た「ケーキシロップ」や「メープルタイプシロップ」も売られているので要注意。できればオーガニックのメープルシロップがいいです。

アガベシロップも、買うならオーガニックがいいですね。

黒砂糖（黒糖）147には、純黒糖と加工黒糖があります。できれば純黒糖のほうがいいですが、加工黒糖は純黒糖に粗糖や糖みつなどを混ぜたものなので、加工黒糖でもいいと思います。

黒糖の原材料表示に「水酸化カルシウム」148が使用されていることがありますが、これは気にしないでください。上白糖もザラメ糖も黒糖も和三盆も、原料がサトウキビでもてんさいでも、どんな砂糖だろうがほぼ例外なく、製造工程で加工助剤として食品

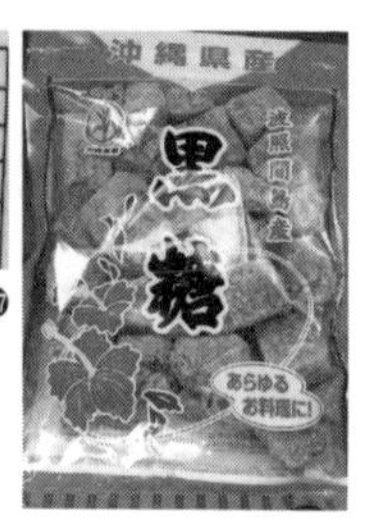

147

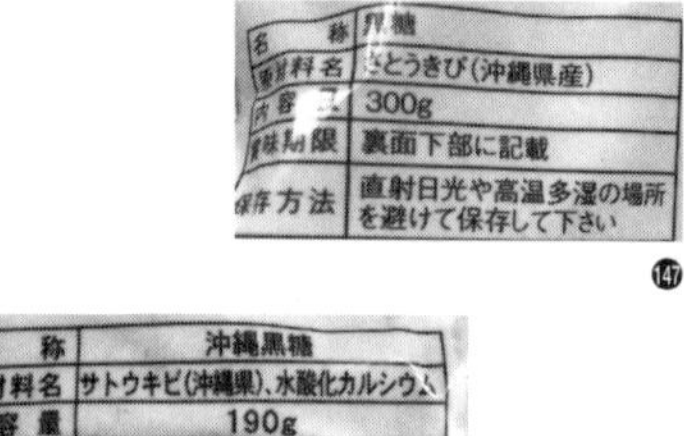

名称	黒糖
原材料名	さとうきび(沖縄県産)
内容量	300g
賞味期限	裏面下部に記載
保存方法	直射日光や高温多湿の場所を避けて保存して下さい

名称	沖縄黒糖
原材料名	サトウキビ(沖縄県)、水酸化カルシウム
内容量	190g
賞味期限	枠外下部記載

148

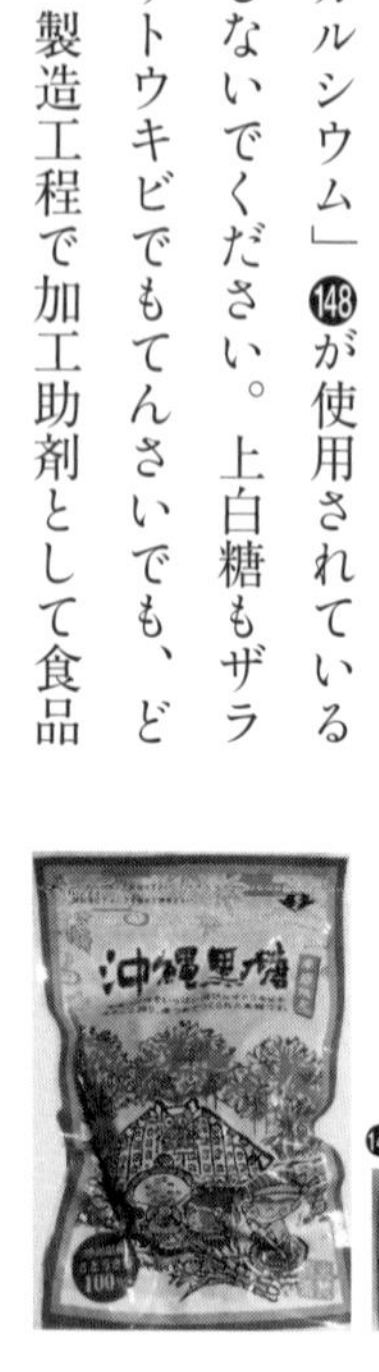

添加物の「水酸化カルシウム（消石灰）」を使います。加工助剤ですから表示義務はありませんが、原材料表示に書くメーカーもあるのです。だから気にしなくていいです。

黒糖で気にすべきはボツリヌス菌です。はちみつと黒糖は、1歳未満の乳児が摂取すると乳児ボツリヌス症を引き起こす可能性があるので、与えないでください。

最後にGI値の話をしたいと思います。GI値（グリセミック指数）とは、食品ごとの血糖値の上昇度合いをぶどう糖（グルコース）を100とした場合の相対値で表現した数値です。砂糖（スクロース）が60～65くらいで、果糖（フルクトース）は20くらい。ぶどう糖よりかなり低いのです。果糖でもしっかり太るけれども、血糖値は急上昇しにくいです。

ところが、ネットでGI値を調べると、「上白糖のGI値は99と高いぞ」とか「グラニュー糖のGI値は110だ」など、間違った情報を掲載しているサイトが多いのです。こういう情報は参考にしないでください。GI値を調べるときは、シドニー大学の提

⚠ 甘味料の分類

食品扱いの甘味料	エリスリトール、マルチトール、ラクチトール、還元パラチノース、還元水飴、乳糖（ラクトース）、果糖（フルクトース）、ガラクトース、転化糖、麦芽糖（マルトース）、ぶどう糖（グルコース）、砂糖（スクロース）
添加物扱いの甘味料	ソルビトール、キシリトール、マンニトール、トレハロース、キシロース、カンゾウ抽出物、ラカンカ抽出物、ステビア抽出物、タウマチン（ソーマチン）
できるだけ避ける	アスパルテーム、アセスルファムカリウム、スクラロース、サッカリン、ネオテーム、アドバンテーム

供するデータベースで検索するといいでしょう。

【砂糖選びの条件】

●粗糖

マヨネーズ

キユーピーマヨネーズは卵黄を使い、味の素マヨネーズは全卵を使う。そういう違いはありますが、どちらも調味料（アミノ酸）を使っているので、できるだけ添加物の少ないマヨネーズに変えてみませんか。**特に「ハーフ」とか「ライト」という名称のカロリーオフ商品が要注意です。**

まともなマヨネーズは、「松田のマヨネーズ（甘口・辛口）」149「花兄園マヨネーズ」150「ぴよマヨ」151「ひなたまこっこ」「創健社えごま一番マヨネーズ」「創健社べに花マヨネーズ」「創健社有精卵マヨネーズ」「ムソー 平飼い鶏の有精卵マヨネーズ」「ビオ

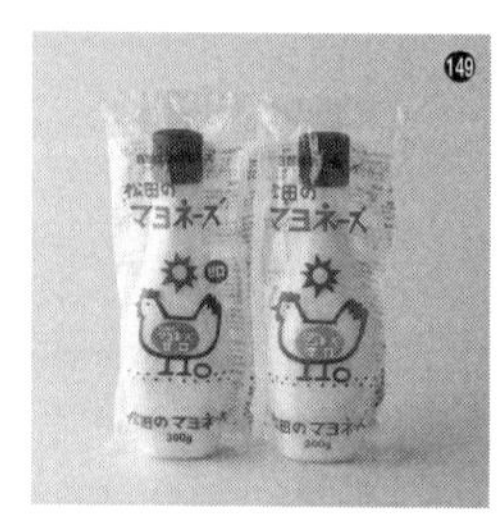

マルシェ マヨネーズ」「自然の味そのまんま こだわりのマヨネーズ」「大地を守る会 平飼いたまごのマヨネーズ」など、書ききれないくらいありますので、好きなものを買ってください。卵不使用のマヨネーズなら、「オーサワの豆乳マヨ」152や「喜多屋のほぼマヨ」153などがおすすめです。

【マヨネーズ選びの条件】

- **「ハーフ」や「ライト」はNG**
- **添加物の少ないもの**

残念　原材料名
食用植物油脂（菜種油（国内製造）、コーン油）、卵、食塩、醸造酢（醸造酢、ぶどう酢、穀物酢、米酢）、砂糖、濃縮レモン果汁、たん白加水分解物（大豆を含む）／グリシン、乳化剤、調味料（アミノ酸等）、増粘多糖類、カロチノイド色素、香辛料抽出物、酸味料

良　原材料名
食用なたね油（国内製造）（遺伝子組換えでない）、卵、りんご、酢、食塩、蜂蜜、マスタード、ニンニク、コショウ、ショウガ

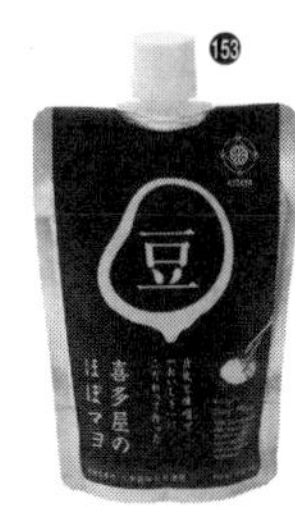

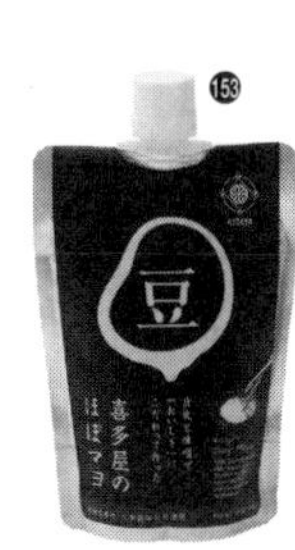

153　152　151

ケチャップ

トマトケチャップは何を選んでもいいです。とても添加物の少ない調味料です。大手メーカーのカゴメ、デルモンテ、ハインツ、テーブルランド、ナガノのケチャップは、いずれも調味料（アミノ酸）を使用していません。気になる原材料は「ぶどう糖果糖液糖」や「果糖ぶどう糖液糖」くらいでしょうか。これらの異性化糖が気になる人は、「カゴメ有機トマト使用ケチャップ」を使えばいい。こちらは有機トマトと砂糖を使用しています。すごいですね。

大手メーカーがまともな商品を出しているので、自然食品店で取り扱うケチャップは、さらにまともです。「光食品 有機トマトケチャップ」(154)「オーサワのトマトケチャップ」「創健社 有機栽培完熟トマト使用ケチャップ」(155)「高橋ソース カントリーハーヴェスト 有機フルーティーケチャップ」(156)「ビオ・マルシェ 有機トマトケチャップ」「ビオラル 有機JASトマトケチャップ」など、他にもたくさんあって書ききれません。

ケチャップは無添加が多いのですが、トマトソースやピザソー

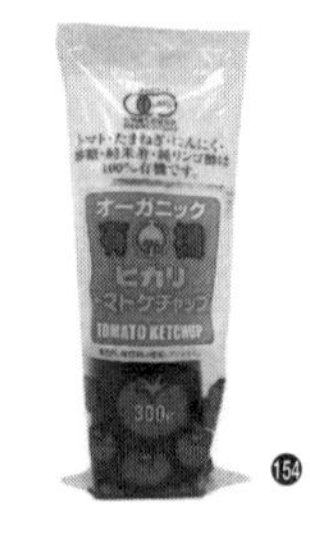

(155)

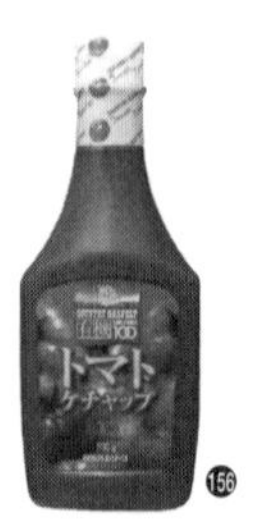

(156)

(154)

スは添加物が多いので、注意してください。

【ケチャップ選びの条件】
●添加物の少ないもの

OK **原材料名** トマト（輸入）、砂糖、醸造酢、たまねぎ、食塩、にんにく／酸味料

良 **原材料名** 有機トマト、有機砂糖、有機醸造酢、食塩、有機たまねぎ、有機香辛料

ソース

主なソースは、とんかつソース・中濃ソース・ウスターソースがありますが、どのソースを好むかは地域差が大きく、東日本は中濃ソースで、西日本はウスターソースだといわれています。とんかつソースは果実を多く使用して、繊維質も多く、トロリと甘くやわら

かい口当たり。ウスターソースは野菜や果実の繊維質が少なく、サラリとした口当たり。中濃ソースとは、ウスターソースととんかつソースの中間という意味です。

関東の定番は「ブルドック 中濃ソース」157ではないでしょうか。酵母エキスやぶどう糖果糖液糖は使用しているものの、調味料（アミノ酸）は不使用。無添加の中濃ソースだと「ポールスタア RS 中濃ソース」158がありますが、主原料が醸造酢なので、野菜や果物が主原料のものより、さっぱりしているかもしれません。

関西の定番は「イカリソース ウスター」159でしょうか。こちらも全く同じで、酵母エキスとぶどう糖果糖液糖は使用しているものの、調味料（アミノ酸）は不使用です。「カゴメ 醸熟ソース ウスター」だと、アミノ酸液（たん白加水分解物のようなもの）と、カラメル色素を使用しています。

西日本ではお好みソースもよく使われます。「オタフク お好みソース」には、調味料（アミノ酸）とアミノ酸液、酵母エキス、

○品名:中濃ソース○原材料名:野菜・果実(トマト、プルーン、りんご、レモン、にんじん、たまねぎ)、醸造酢、糖類(ぶどう糖果糖液糖、砂糖)、食塩、澱粉、香辛料、酵母エキス、(原材料の一部に大豆を含む)○内容量:300ml○賞味期限:

157

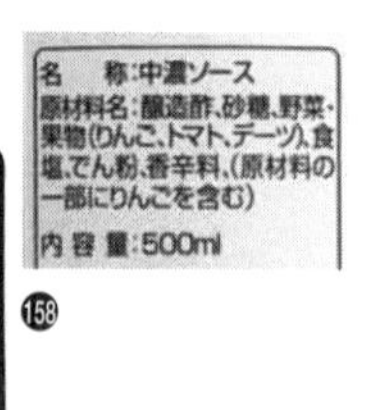
名　称:中濃ソース
原材料名:醸造酢,砂糖,野菜・果物(りんご,トマト,デーツ),食塩,でん粉,香辛料,(原材料の一部にりんごを含む)
内容量:500ml

158

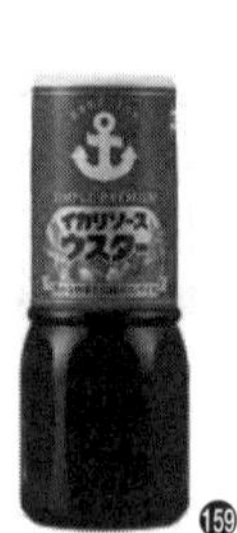

159

加工澱粉、カラメル色素などが使われており、味覚破壊トリオなのでおすすめできません。「カープ お好みソース」も大差なく、たん白加水分解物と調味料(アミノ酸)です。「オリバー どろソース」も味覚破壊トリオです。沖縄で定番の「A1ソース」は意外にまともで、調味料（アミノ酸）不使用。カラメル色素が気になるだけです。

　中濃ソースのおすすめは無添加で有機のものですが、スーパーのオーガニックコーナーに「ブルドック 有機中濃ソース」160が売られているので、これでいいのではないかと思います。自然食品店でよく見るのは「光食品 有機中濃ソース」161や「高橋ソース カントリーハーヴェスト オーガニック 中濃ソース」162など。もちろんおすすめです。

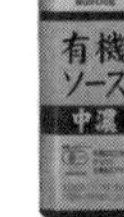

160

161

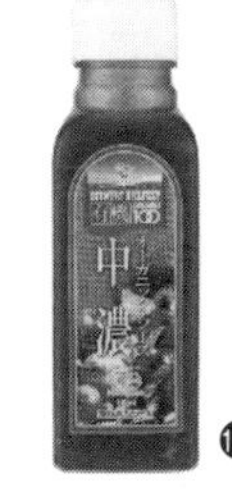

162

【ソース選びの条件】

●主原料は「野菜・果実」

●添加物はできるだけ少ないもの

残念

原材料名

野菜・果実（トマト、デーツ、たまねぎ、その他）、糖類（ぶどう糖果糖液糖（国内製造）、砂糖）、醸造酢、アミノ酸液、食塩、酒精、醤油、香辛料、オイスターエキス、肉エキス、酵母エキス、昆布、蛋白加水分解物、しいたけ／増粘剤（加工でんぷん、増粘多糖類）、調味液（アミノ酸等）、カラメル色素、（一部に小麦・大豆・鶏肉・豚肉・もも・りんごを含む）

良

原材料名

野菜・果実（有機トマト、有機りんご、有機にんじん、有機たまねぎ）、有機砂糖、有機米酢、食塩、有機本醸造醤油（小麦・大豆を含む）、香辛料、麦芽エキス

ニセ物と本物の見分け方〜健康食品編

豆腐

豆腐は大豆の栄養が摂れる食品なので、どんな豆腐を選んでもいいとは思うのですが、ここでは私なりの選び方をお伝えしたいと思います。

まず、凝固剤の種類をチェックします。とはいえ、凝固剤の詳細は表示義務がないので、メーカーによっては「凝固剤」としか書いてないこともあります。おすすめは、「粗製海水塩化マグネシウム」か「塩化マグネシウム含有物」で、いわゆる「海水にがり」と

呼ばれる自然な凝固剤です。硫酸カルシウムやグルコノラクトンと書かれた凝固剤よりおすすめです。塩化マグネシウムも「にがり」ですが、海水にがりをおすすめします。

次に、大豆の産地に注目します。国産大豆がおすすめ。輸入大豆でも、有機大豆ならおすすめです。

さらに、「濃い豆乳」と書かれたものがおすすめです。「特濃」と書かれたものもあります。濃い豆乳は、栄養価が高いです。

最後に、できれば「消泡剤無添加」と書かれたものがいいでしょう。原材料表示に「消泡剤」と書いていなければ消泡剤不使用なんでしょ？　と思うかもしれませんが、豆腐の消泡剤は、原材料表示で表示義務がありません。ですから、パッケージのどこかに「消泡剤不使用」と書いてあるかを見てください。ただし、消泡剤の成分は、主に「おから」に移行しているので、豆腐選びにおいて「消泡剤不使用」かどうかはそれほど重要ではありません（逆に、おからを買うときは、消泡剤不使用のメーカーのおからを買うことが重要になります）。

まとめると、凝固剤に「粗製海水塩化マグネシウム」、もしくは「塩化マグネシウム含有物」を使用した豆腐の中から、「国産大豆」のものを選べばいいと思います。

製造法の違いで、「木綿豆腐」「絹ごし豆腐」「充填豆腐」といった種類がありますが、用途やお好みで選べばいいと思います。

原材料表示に「植物油脂」と書いてある豆腐は要注意。にがりを、乳化剤や油でコーティングした「乳化にがり」と呼ばれる技術（添加物）があるのです。これは避けたいですね。消費者にわかりやすいように、パッケージに「乳化にがり不使用」と書いてある豆腐もあります。

163は「乳化にがり、消泡剤不使用」の表示例です。164は凝固剤が「グルコノデルタラクトン」と「硫酸カルシウム」で、輸入大豆を使用しています。海水にがりと国産大豆をおすすめします。

165は凝固剤が「塩化マグネシウム（にがり）」です。確かにこれも「にがり」ですが、粗製のものではありません。「粗製海水塩化マグネシウム」もしくは「塩化マグネシウム含有物」と表示された海水にがりがおすすめです。

166は凝固剤が「粗製海水塩化マグネシウム（にがり）」なので海水にがりです。国産大豆ですし、スーパーではこのような豆腐をおすすめします。

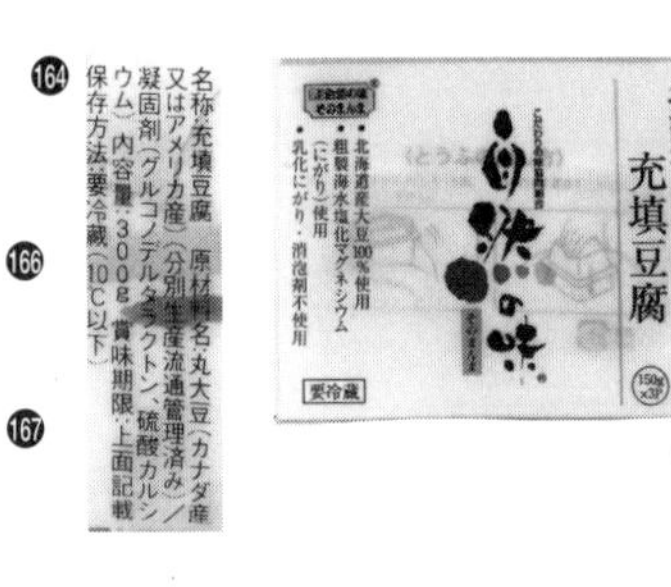

165

名称:充てんとうふ 原材料名:大豆(アメリカ又はカナダ又はその他)／凝固剤(塩化マグネシウム(にがり)) 内容量:320g(80g×4)
賞味期限:上部および下部に記載 保存方法:

166

名称:絹ごし豆腐 原材料名:丸大豆(北海道産100%)(遺伝子組み換えでない)／粗製海水塩化マグネシウム(にがり) 内容量:360g(2コ分け)
賞味期限:表面に記載 保存方法:要冷蔵(10℃以下) 製造者:

167

○名称：有機もめん豆腐○原材料：有機丸大豆(国産)／凝固剤[粗製海水塩化マグネシウム(にがり)]
○内容量：200g○賞味期限：上面に記載
○保存方法：要冷蔵(1～10℃)

⑯⑦は凝固剤が海水にがりで、国産有機大豆。最高ですね。

【豆腐選びの条件】

●天然の海水にがり（「粗製海水塩化マグネシウム」「塩化マグネシウム含有物」）

●国産大豆かオーガニック

●消泡剤不使用

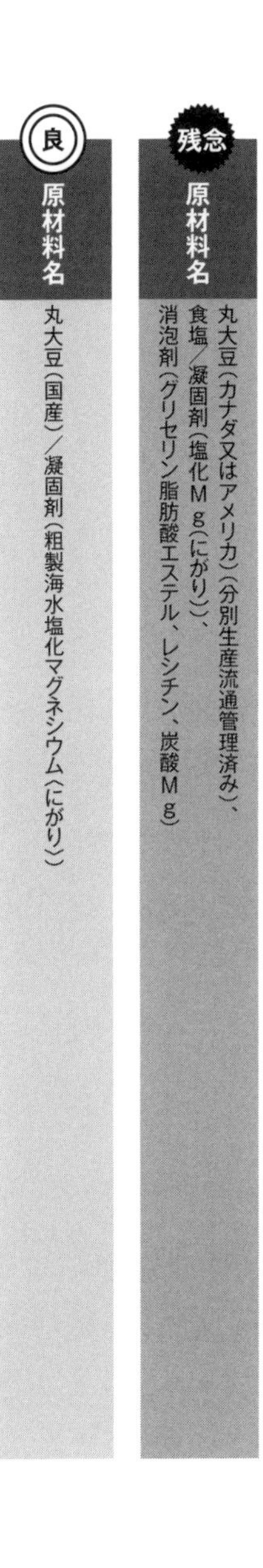

	原材料名
残念	丸大豆（カナダ又はアメリカ）（分別生産流通管理済み）、食塩／凝固剤（塩化Ｍｇ（にがり））、消泡剤（グリセリン脂肪酸エステル、レシチン、炭酸Ｍｇ）
良	丸大豆（国産）／凝固剤（粗製海水塩化マグネシウム（にがり））

納豆

納豆は、たんぱく質、脂質、炭水化物、ビタミン、ミネラルの５大栄養素をすべてバランスよく含んでいて、さらに食物繊維も豊富なので、どんな納豆でもいいから食べてほしいと思っています。血管にできる血栓を溶かす働きで知られている「ナットウキナーゼ」や、レシチン、イソフラボンなどの有効成分も含みます。

　理想をいえば、国産の有機大豆と、わらに棲む天然の納豆菌を使った、伝統的製法のわら納豆をおすすめしたいところですが、スーパーで手軽に買えないのが難点です。

　スーパーには、いろいろな種類の納豆が並んでいますが、それらは主に「たれ」が違うだけ。残念ながら、添付のたれは添加物が多用されたものが多いので、使わないでください。たれは使わないのですから、納豆選びは簡単です。原材料の大豆を確認して買えばいいと思います。国産大豆か有機大豆の納豆がおすすめで、大粒・小粒・ひきわりは、お好みでかまいません(168)。

　たれの代わりは醤油でいいと思いますが、オメガ3を豊富に含む油（えごま油やアマニ油など）を加えると、美味しくて、さらに健康的な納豆になります。注意点としては、えごま油やアマニ

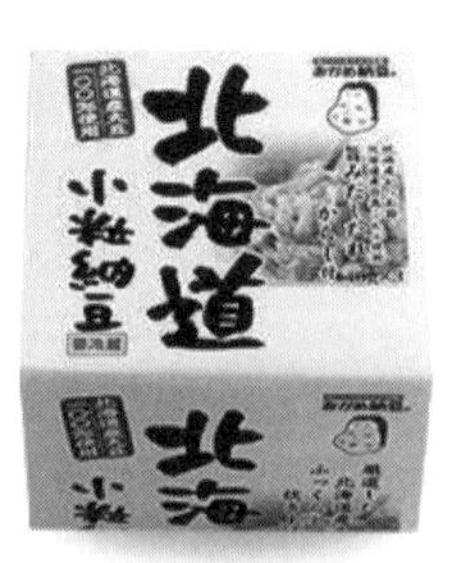

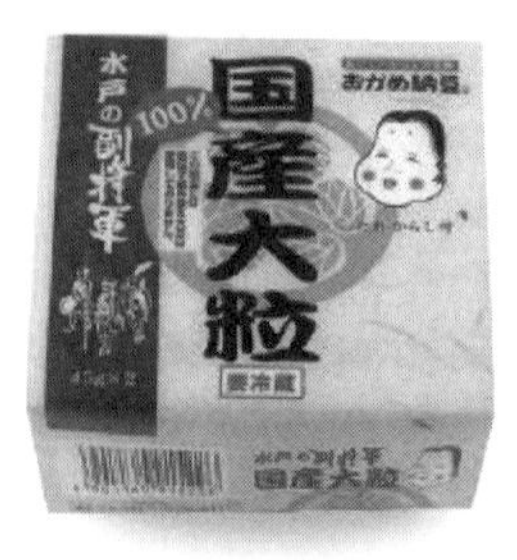

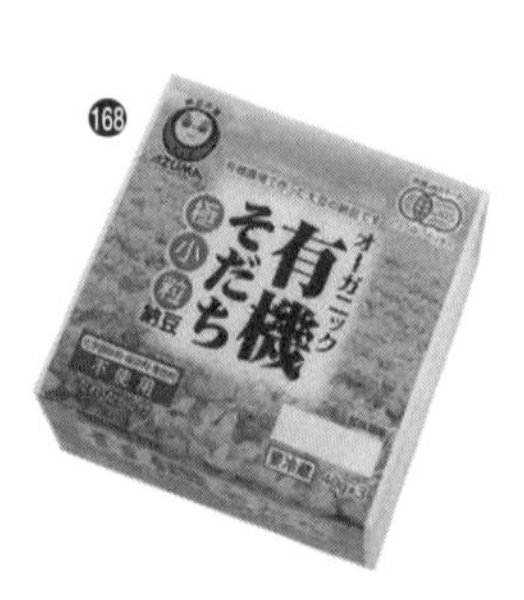

油は、納豆の発泡ポリスチレン容器に直接入れることができません。容器が変質して溶ける恐れがあるからです。納豆を別の容器に移してから混ぜるか、もしくは紙カップ入りの納豆を買う必要があります。

【納豆選びの条件】

- **国産大豆かオーガニック**
- **タレは捨てる**

残念

原材料名

【納豆】丸大豆（アメリカ又はカナダ）（遺伝子組換え混入防止管理済）、米粉、納豆菌、（一部に大豆を含む）
【たれ】たんぱく加水分解物、砂糖混合ぶどう糖果糖液糖、しょうゆ、食塩、醸造酢、鰹節エキス／調味料（アミノ酸等）、アルコール、ビタミンB1、（一部に小麦・大豆を含む）
【からし】からし、醸造酢、食塩、植物油脂／酸味料、着色料（ウコン）、ビタミンC、増粘多糖類、調味料（アミノ酸等）、香辛料、（一部に大豆を含む）

良

原材料名

【納豆】大豆（北海道産）（分別生産流通管理済み）、納豆菌
【たれ】たん白加水分解物、しょうゆ、砂糖混合異性化液糖、醸造酢、食塩、かつおエキス、みりん／調味料（アミノ酸等）、酒精、ビタミンB1、（一部に小麦・大豆を含む）
【からし】からし、食塩／酸味料、酒精、着色料（ウコン）、ビタミンC、増粘多糖類

※たれはどちらもＮＧ

★遺伝子組換え表示

遺伝子組換え表示制度が以前と変わりました。原材料の大豆やトウモロコシについて、「大豆（遺伝子組換えでない）」と表示するのが難しくなってしまったのです。いままでは遺伝子組換え作物の意図せざる混入が5％以下であれば表示できたのですが、ほぼ100％不検出でないとできなくなってしまいました。厳しくなったということです。

今後は、5％以下の場合、「大豆（分別生産流通管理済み）」や「大豆（遺伝子組換え混入防止管理済）」か、原材料表示の枠外に「遺伝子組換えの混入を防ぐため分別生産流通管理を行っています」や「大豆は遺伝子組換えのものと分けて管理しています」などと表記しなくてはならなくなりました。

大豆やトウモロコシについては、意図せざる混入を防ぎにくいので、「遺伝子組換えでない」という表記は激減すると思います。ジャガイモなどでは分別管理しやすいので、今後も表記されると思います。例えば、国産ジャガイモしか使わない菓子メーカーなら「馬鈴薯（遺伝子組換えでない）」という表記が今後も続くでしょう。

「大豆（カナダ産）」のように、産地のみで、遺伝子組換えについての記述がない大豆は、遺伝子組換えなのかというと、そういうわけではありません。この制度は、遺伝子組換え作物のときに「大豆（遺伝子組換え）」や「大豆（遺伝子組換え不分別）」などと書く義務があるという制度で、「遺伝子組換えでない」ときは、遺伝子組換えについて書いても書かなくてもいいのです[169]。

遺伝子組換え対象農作物は、大豆、トウモロコシ、馬鈴薯、なたね、綿実、アルファルファ、てん菜、パパイヤ、からしなの9農作物ですが、特例があります。醤油の大豆や、植物油の大豆やなたねは、遺伝子組換えの表示義務がありません。任意で表示してもいいのですが、義務ではないということです。サラダ油を買うときに、遺伝子組換えの表記がない場合でも、遺伝子組換え大豆や、遺伝子組換えなたねを使っている可能性があるということです。ここだけご注意ください。

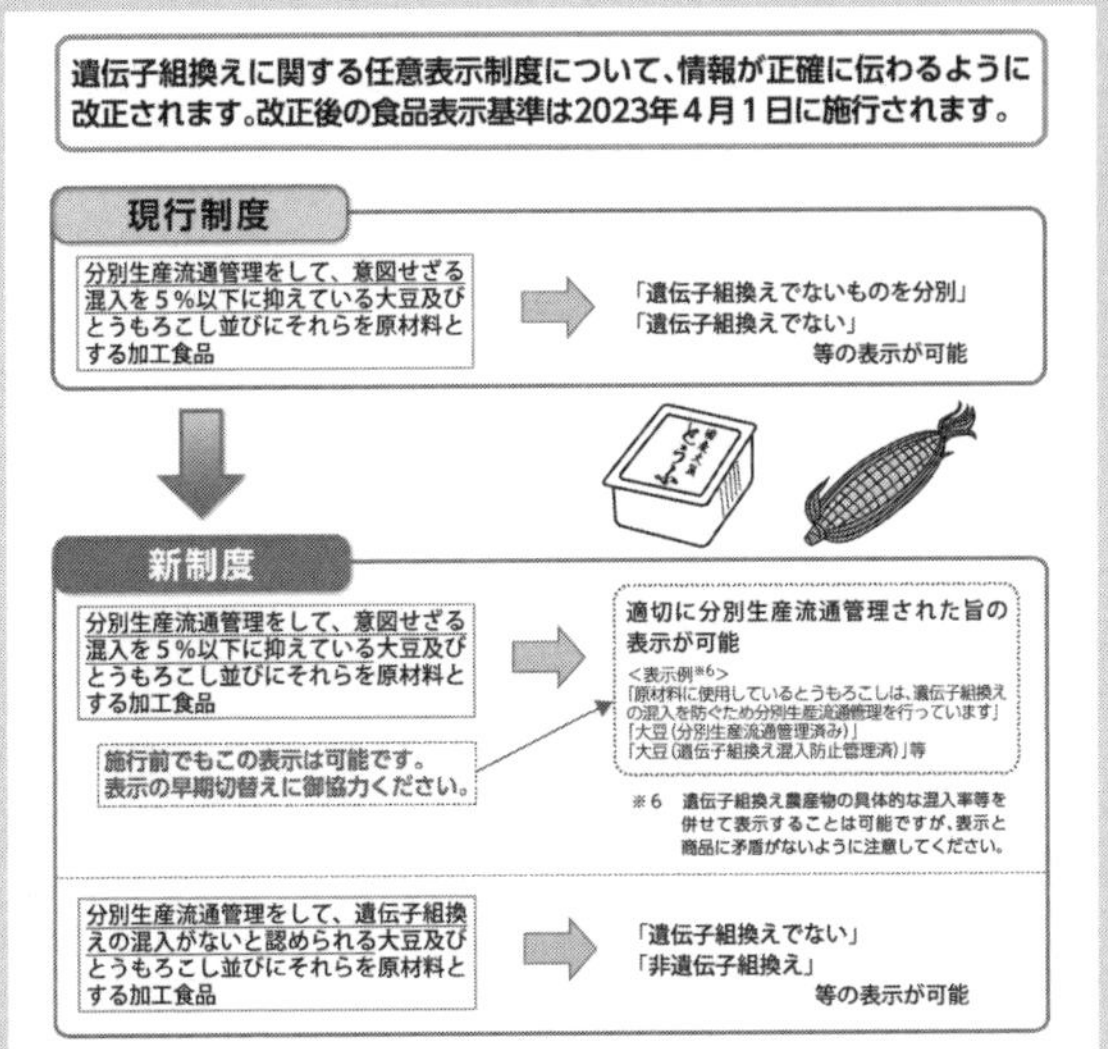

[169]

遺伝子組換えに関する任意表示制度について、情報が正確に伝わるように改正されます。改正後の食品表示基準は2023年4月1日に施行されます。

現行制度

分別生産流通管理をして、意図せざる混入を5%以下に抑えている大豆及びとうもろこし並びにそれらを原材料とする加工食品

→ 「遺伝子組換えでないものを分別」「遺伝子組換えでない」等の表示が可能

新制度

分別生産流通管理をして、意図せざる混入を5%以下に抑えている大豆及びとうもろこし並びにそれらを原材料とする加工食品

→ 適切に分別生産流通管理された旨の表示が可能

<表示例※6>
「原材料に使用しているとうもろこしは、遺伝子組換えの混入を防ぐため分別生産流通管理を行っています」
「大豆（分別生産流通管理済み）」
「大豆（遺伝子組換え混入防止管理済）」等

施行前でもこの表示は可能です。表示の早期切替えに御協力ください。

※6　遺伝子組換え農産物の具体的な混入率等を併せて表示することは可能ですが、表示と商品に矛盾がないように注意してください。

分別生産流通管理をして、遺伝子組換えの混入がないと認められる大豆及びとうもろこし並びにそれらを原材料とする加工食品

→ 「遺伝子組換えでない」「非遺伝子組換え」等の表示が可能

消費者庁HPより一部引用

漬物・梅干し

近所のスーパーで、無添加のたくあんは買えますか？　無添加のキムチは買えますか？　無添加の梅干しは買えますか？　なかなか買うことができず、自然食品店や通販を利用する人が多いのではないでしょうか。

⑰⓪は4大添加物をすべて使用しています。人工甘味料スクラロースとアセスルファムカリウム、合成着色料黄色4号、合成保存料ソルビン酸K、化学調味料です。私はこういう漬物を「グランドスラム」とか「殿堂入り」と呼んだりしています（笑）。おすすめしません。

市販の浅漬けの素は添加物が多いのですが、⑰①のマルアイ食品「麹屋甚兵　浅漬の素」は無添加でおすすめ。

⑰②の光食品「浅漬けの素」もおすすめです。

⑰③は塩分5.5％のはちみつ風味梅干。化学調味料や人工甘味料スクラロースが使用されています。

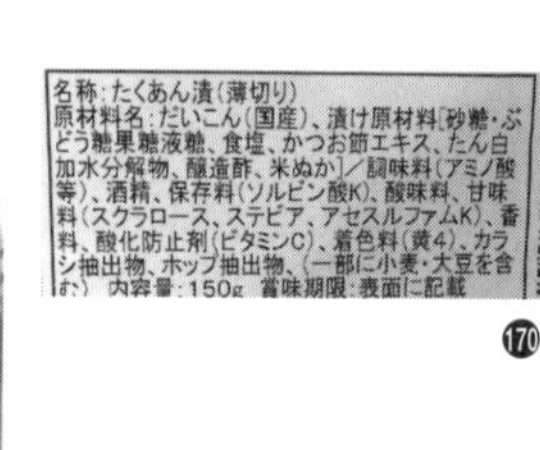

⑰⓪

⑰①

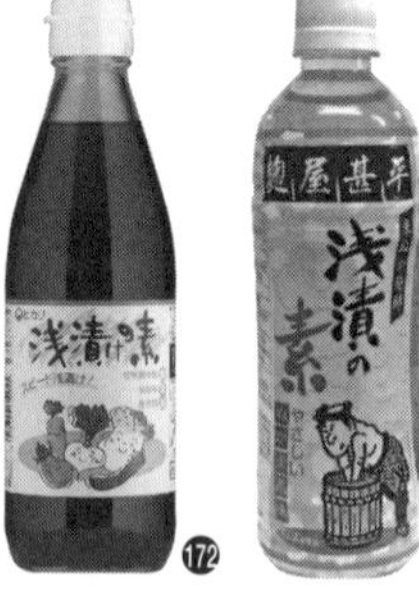

⑰②

甘くて食べやすい
はちみつ風味梅干
塩分5.5％
2023. 8.19
130g
●名称：調味梅干●原材料名：梅（中国）、漬け原材料（還元水あめ、果糖ぶどう糖液糖、りんご酢、はちみつ、食塩）／ビタミンB1、調味料（アミノ酸等）、香料、酸味料、甘味料（スクラロース）●内容量：130g●賞味期限：反対面に記載●保存方法：直射日光、高温多湿を避けて保存してください。

⑰③

⑰④は塩分約20%の梅干。原材料は梅と食塩だけ。こういう梅干がいいですね。

⑰⑤は一般的なキムチで、化学調味料が使われています。

⑰⑥のカナモト食品「こだわりキムチ」は化学調味料も酵母エキスも使用していません。私はスーパーでよく買います。

【漬物・梅干し選びの条件】

●添加物が少ない

●梅干しは塩分15%以上

例：梅干し

	原材料名	
残念	原材料名	梅、漬け原材料（還元水あめ、醸造酢、食塩、発酵調味料、たん白加水分解物、はちみつ）／酒精、調味料（無機塩）、酸味料、甘味料（ステビア、スクラロース）、V・B1、ポリグルタミン酸、唐辛子抽出物、ホップ
良	原材料名	南高梅、紫蘇、塩（15%）

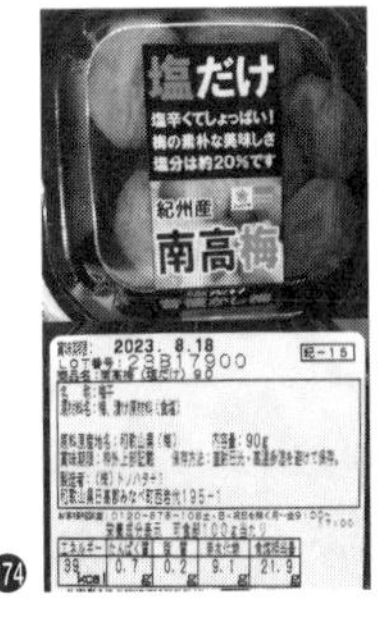

⑰④

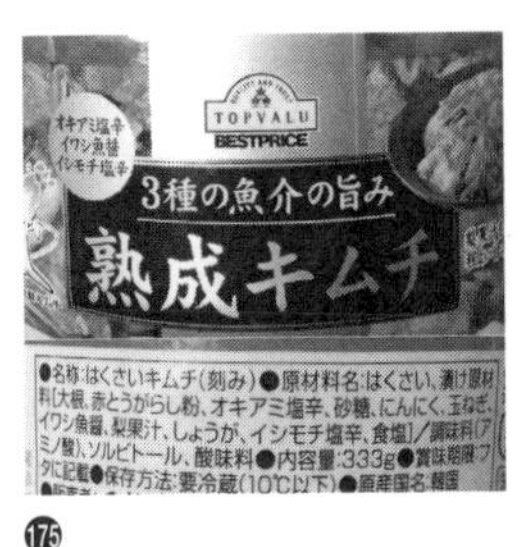

⑰⑤

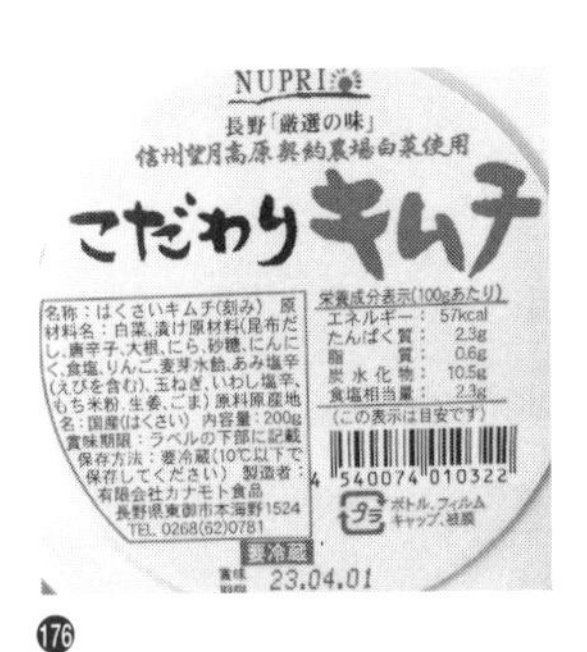

⑰⑥

スナック菓子

おすすめのスナック菓子はありませんが、せっかく食べるのでしたら、少しでも栄養が摂れる菓子のほうがいいと思います。**そのとき私が指標にしているのが、カリウムの量です。というのも、スナック菓子で気になるのは、添加物と塩分（ナトリウム）ですが、ナトリウムが血圧を上昇させるのに対し、カリウムはナトリウムの排泄を促進し血圧を下げることが知られているからです。カリウムを豊富に含むスナック菓子を選べば、塩分の摂りすぎによる悪影響を小さくできると考えられるのです。**もちろん、腎機能が低下していて、医師からカリウムを制限するようにいわれている人は別ですが、そうでない限り、カリウム豊富なスナック菓子を選ぶべきだと思います。

栄養成分表には、ナトリウムの量は「食塩相当量」として記載されていますが、カリウムについては記載がありません。ところが、大手菓子メーカーのホームページには、各製品のカリウム量が記載されていることがあるのです。例えばカルビーを調べてみると、

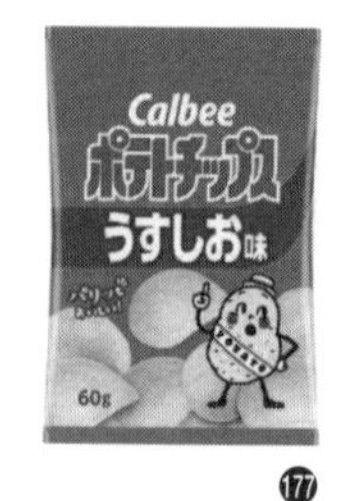

177

178

ポテトチップス　うすしお味（80g）(177)は、食塩相当量0.7g、カリウム742㎎

かっぱえびせん（77g）(178)は、食塩相当量1.3g、カリウム77㎎

「かっぱえびせん」のほうが塩分が多いことにビックリですが、カリウムの少なさにもビックリしますよね。実はポテトチップスは、スナック菓子としてはとても優秀なのです。他に、堅あげポテト　うすしお味（72g）(179)は、食塩相当量0.6g、カリウム1354㎎と、驚異的に素晴らしいカリウム値をたたき出していますし、じゃがりこ　サラダ（57g）(180)は、食塩相当量0.8g、カリウム678㎎。じゃがビー　うすしお味（40g）(181)は、食塩相当量0.2g、カリウム480㎎と、ジャガイモは優秀ですね。「かっぱえびせん」は小麦粉が主原料なので、カリウム量が少ないです。

スナック菓子は、小麦粉やトウモロコシを主原料にしたものより、イモか豆を主原料にしたものがおすすめです。イモはポテトチップスなどのジャガイモか、芋ケンピなどのサツマイモの菓子がいいです。「おさつスナック」(182)の主原料はサツマイモではな

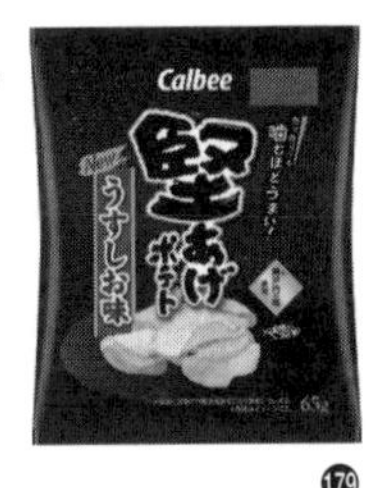

(179)

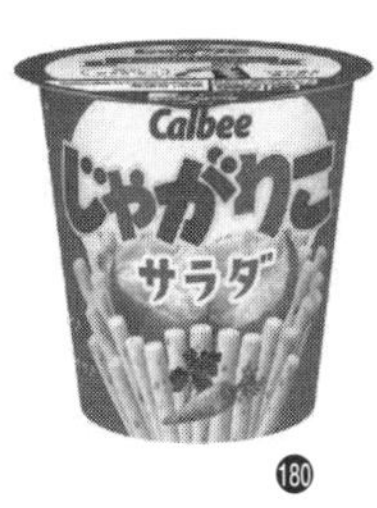

(180)

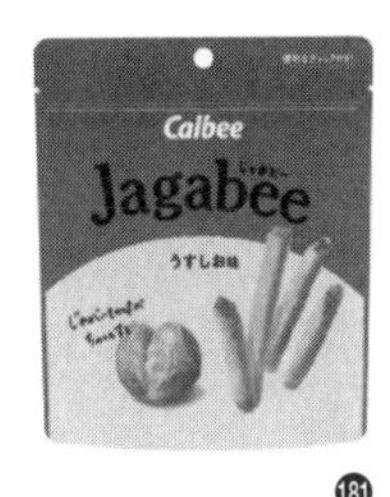

(181)

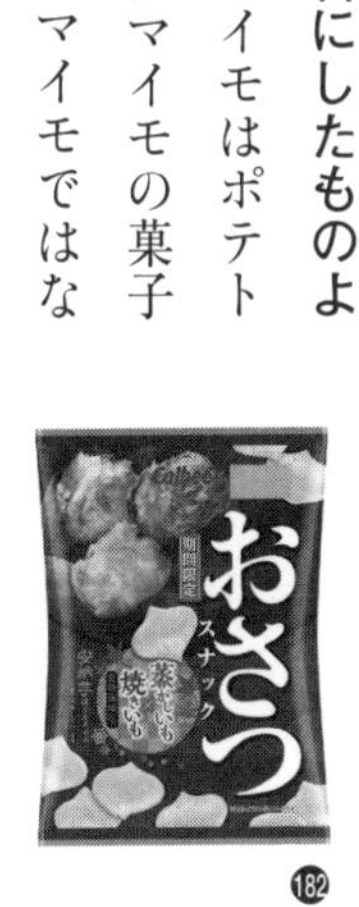

(182)

く小麦粉なのでおすすめしません。「サッポロポテト」も、ポテトではなく小麦粉が主原料なのでおすすめしません。

豆はえんどう豆スナックがいいですね。「カルビー さやえんどう」や「東ハト ビーノ」よりも、「セブンプレミアム えんどう豆スナック」や「イオン えんどうまめの堅焼きスナック」183や「無印良品 素材を生かしたスナック えんどう豆」184のほうが添加物が少なくておすすめです。

ちなみに、主原料がトウモロコシとは、コーンスナックのことです。例えば「明治 カール」「やおきん うまい棒」「ハウス とんがりコーン」「東ハト キャラメルコーン」などで、イモや豆の菓子と比べるとカリウム量が少ないです。

無添加のポテトチップスは、スーパーや通販など、いろいろなところで買うことができます。「イオントップバリュ Free From 塩だけで味つけしたポテトチップス」185「イオントップバリュ Free From 国産素材だけで作った こめ油で揚げたポテトチップス のりしお味」「イオントップバリュ FreeFrom

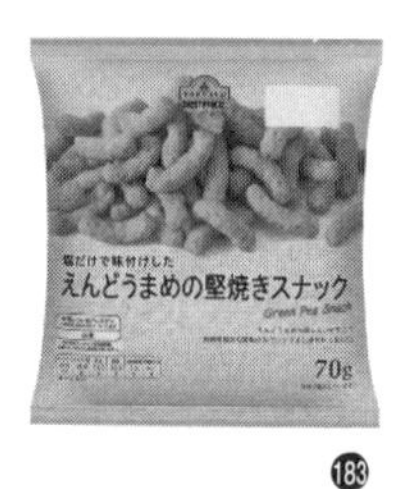

183

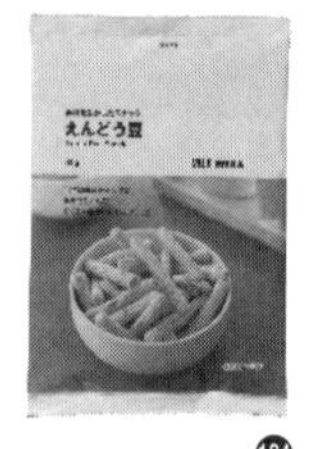

184

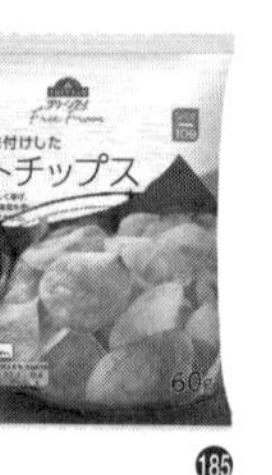

185

186

堅めに揚げたポテトチップス」⑱「ノースカラーズ 無添加ポテトチップス」「創健社 ポテトチップス」「菊水堂 ポテトチップ」⑱「深川油脂工業 ポテトチップス」など、どれもおすすめです。イオン、頑張ってますよね。

栄養的にまともなお菓子といえば「アーモンドフィッシュ」⑱です。煮干しとアーモンドとゴマから、各ミネラルを幅広く補えるのがいいです。また、コンビニやドンキホーテで、無添加が気軽に買えるのがいいですね。迷ったらアーモンドフィッシュがおすすめ。お菓子の王様です。

「あたりめ」⑱もおすすめです。原材料はイカと食塩だけ。噛む運動にもなるし、たんぱく質補給にもなる。まともなおやつになります。**添加物だらけの「さきいか」と間違えないでください。**

チョコレートスナック菓子の「グリコ カプリコ」⑲は、定番の「ジャイアントカプリコ」を買ってください。子どものおやつには大きすぎる場合は「カプリコのあたま」を買ってください。「カプリコミニ」だけは、人工甘味料のアセスルファムカリウム

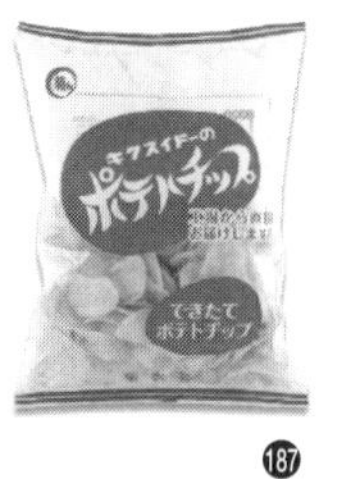

187

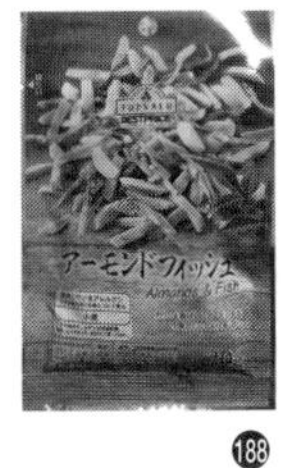

188

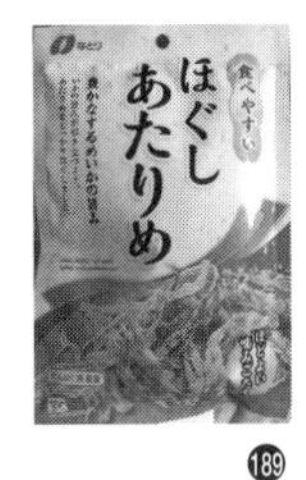

189

190
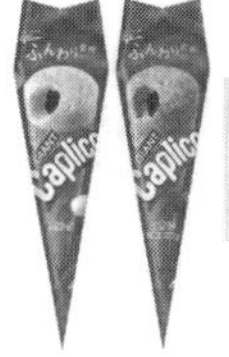

アセスルファムK

を使用しているので、おすすめできません。

スナック菓子の選び方をまとめると、できるだけ添加物が少なくて、カリウムなどのミネラルが多いもの。ということになりますが、カリウムは野菜ジュースでも補うことができるので、ダメなスナック菓子でも、なんとかなります。コンビニでも買えるおすすめの野菜ジュースは、「カゴメ 野菜一日これ一本」⑲①です。２００mℓあたり、カリウムが４１０〜１１００mgも含まれています。もしくは「伊藤園 １日分の野菜」⑲②がいいです。２００mℓあたり、カリウムが６４５mgも含まれています。スナック菓子の塩分対策に、好きなほうをどうぞ。よさそうに見えるけどイマイチなのが、「カゴメ 野菜生活１００」で、カリウムが１４０〜５９０mgなのです。野菜１００%ではなく、果実も使っているのが原因かと思います。スナック菓子に合わせるなら、野菜汁１００%をおすすめします。

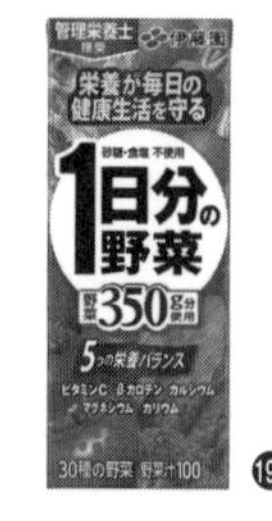

【スナック菓子選びの条件】

- **カリウム量の多いもの**
- **人工甘味料不使用**

残念

原材料名　コーングリッツ（国内製造）、植物油脂、でん粉、ショートニング、乳糖、砂糖、チーズパウダー、食塩、ぶどう糖、たん白加水分解物、乳等を主要原料とする食品、クリーミングパウダー、酵母エキスパウダー、オニオンパウダー、香辛料、デキストリン、みそパウダー／加工デンプン、調味料（アミノ酸等）、香料、重曹、パプリカ色素、乳化剤、甘味料（スクラロース）、香辛料抽出物、（一部に小麦・乳成分・大豆を含む）

良

原材料名　ばれいしょ（国産）、植物油、食塩

チョコレート

チョコレートは、一括表示の「名称」を見てください。「準チョコレート」よりも「チョコレート」がおすすめです。カカオ分が多いからです。菓子も同じで、「準チョコレート菓子」よりも「チョコレート菓子」を選びましょう。

ミネラル補給を考えると、アーモンドチョコやマカダミアナッツチョコなどの、ナッツ入りがおすすめです。

できれば無添加のチョコレートがいいですが、スーパーではなかなか買えないので、せめて人工甘味料不使用のチョコレートがいいですね。**特に糖質オフのチョコレートが要注意で、たいてい人工甘味料を使っています。**人工甘味料不使用で、なおかつ砂糖も不使用、糖類ゼロのチョコレートはないでしょ？ と思うかもしれませんが、あります。主原料に、マルチトールなどの糖アルコールを使ったチョコレートを探してみてください。糖アルコールは腸に合わない人がいるので、自分の腸と相談しながら食べてくださいね。

美と健康を考えた「高カカオポリフェノール」のチョコレートも人気ですが、味はかなりビターです。「カカオ95%」なんていう商品もありますので、ビターなチョコレートが好きな人にはおすすめです。カカオの栄養が期待できますよ。

安全性を考えたらオーガニックチョコがいいですし、社会や環境を考えたらフェアトレードチョコがいいです。

そういう意味では、イオントップバリュの「オーガニック&フェアトレード ダークチョコレート」193はすごいです。カカオ80%で、オーガニックで、フェアトレードですから。乳化剤と香料を使っているので無添加ではありませんが、かなりまともなチョコレートです。

チョコレートの乳化剤は、たいてい大豆レシチンを使います。ですから「乳化剤」と書いてあっても心配ないのですが、だったら「レシチン（大豆を含む）」や「植物レシチン（大豆由来）」と書いてほしいところです。**私は「レシチン」と書いてあるチョコ**

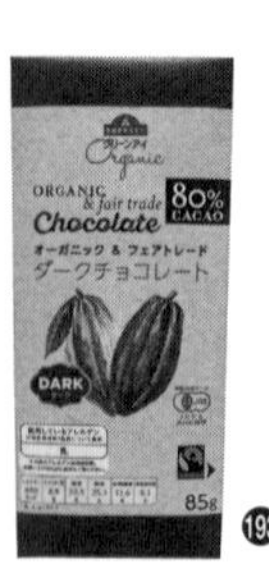

193

レートを選ぶようにしています。

「乳化剤」という一括名表示には、ポリソルベート80のように、腸に悪影響を及ぼす可能性がある物質が隠れている可能性があります。「レシチン」と書いてあれば、ポリソルベート80の心配がないので安心できます。

アーモンドチョコレートで比較すると、明治は「レシチン（大豆を含む）」194、ロッテは「乳化剤（大豆由来）」195、グリコは「乳化剤（大豆を含む）」196なので、私なら明治のアーモンドチョコを選びます。

チョコレートの選び方をまとめると、準チョコレートではなくチョコレートを選ぶ、「無添加」もしくは乳化剤ではなく「レシチン」と書いてあるものを選ぶ、ミネラル豊富なナッツ入りを選ぶことをおすすめします。

【チョコレート菓子選びの条件】

●名称に「準」がつかず、「乳化剤」ではなく「レシチン」と書いてあるもの

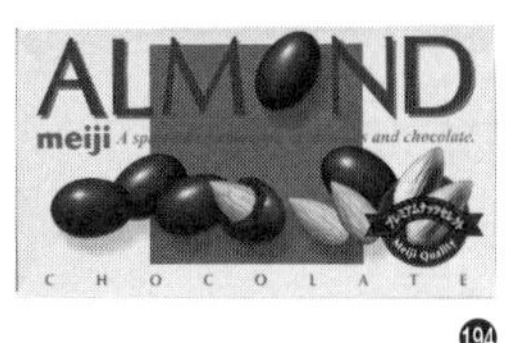

194

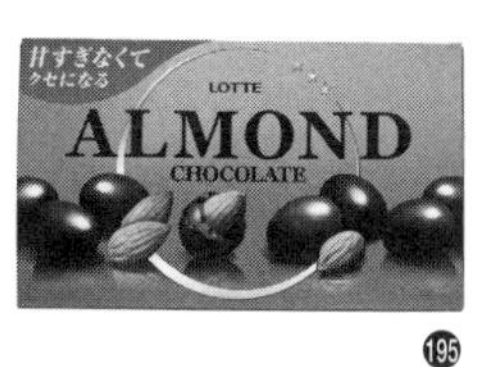

195

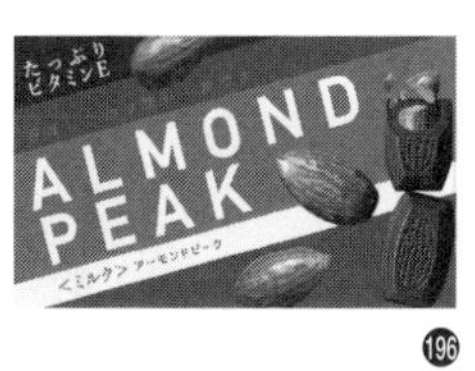

196

●人工甘味料不使用

残念

名称	準チョコレート
原材料名	砂糖(外国製造又は国内製造)、植物油脂、小麦パフ、全粉乳、カカオマス、ココアパウダー、マルトデキストリン/乳化剤、光沢剤、香料、(一部に小麦・乳成分・大豆を含む)

良

名称	チョコレート
原材料名	砂糖(外国製造)、カカオマス、全粉乳、ココアバター/レシチン、香料、(一部に乳成分・大豆を含む)

アイス

アイスは冷凍で日持ちするので、賞味期限がありません。シャトレーゼなんかだと賞味期限が書いてありますが、一般には賞味期限がないのです。

基本的なアイスの選び方としては、まず、アイスの表示の「種類別」を見てください。乳成分の量によってアイスの種類が決

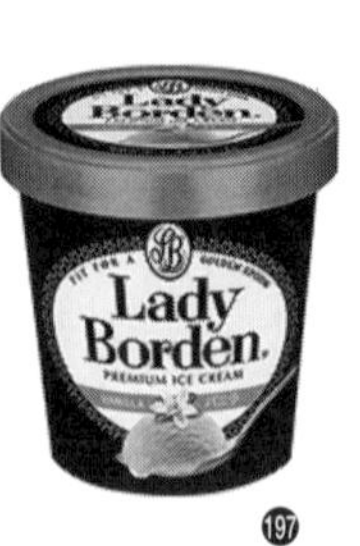

まっていて、アイスクリーム・アイスミルク・ラクトアイス・氷菓の4つに区分されています。

この中でおすすめは「アイスクリーム」ですが、アイス選びにおいては、もっと重要なことがあります。それは、人工甘味料不使用のものを選ぶということです。冷凍ケースの中からアイスを取り出して原材料表示をチェックするのは大変なので、いくつかおすすめをご紹介します。

ロッテのバニラアイスを買うなら、もちろんおすすめは「レディーボーデン　バニラ」(197)ですが、「雪見だいふく」(198)や「爽バニラ」でもいいと思います。しかし、「モナ王　バニラ」には人工甘味料のアセスルファムカリウムが使用されているのでおすすめしません。同様に「カルピスアイスバー」にはアスパルテームが使用されています。

バニラモナカを買うなら、森永製菓の「バニラモナカジャンボ」(199)はいかがでしょうか？　2022年3月にアセスルファムカリウムが不使用になり、おすすめできるようになりました。「チョ

(200)

(199)

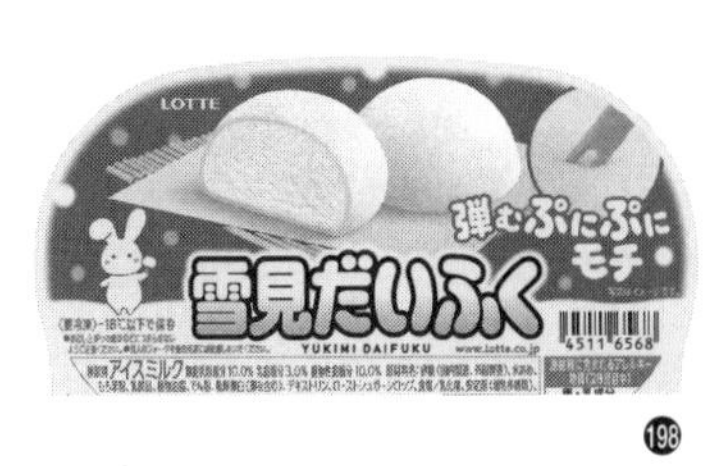

(198)

コモナカジャンボ」200でもいいです。かちわり氷タイプの「アイスボックス」にはスクラロースとアセスルファムカリウムが使用されているので要注意。

森永乳業のアイスは優秀で、「ピノ」201「モウ」「パルム」202「チェリオ」「ビエネッタ」などは人工甘味料不使用です。「れん乳氷バー」のように人工甘味料を使用したものもあるので、森永乳業のすべてのアイスがおすすめというわけではありませんが、まともなものが多いです。

グリコも優秀で、「パピコ」「ジャイアントコーン」203「パナップ」「牧場しぼり」204などは人工甘味料不使用です。しかし、糖質オフの「ＳＵＮＡＯ」はスクラロースを使用しているので注意してください。

森永乳業「モウ　バニラ」と、グリコ「牧場しぼり　味わいミルク」は、安いのに種類別がアイスクリームなのがすごいと思います。

自動販売機で買う「セブンティーンアイス」もグリコですが、残念ながら人工甘味料を使用したものがあります。しかし、自販

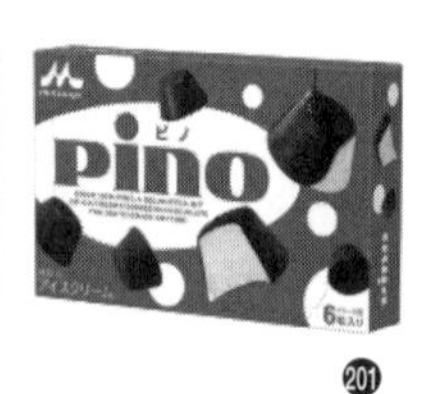

201

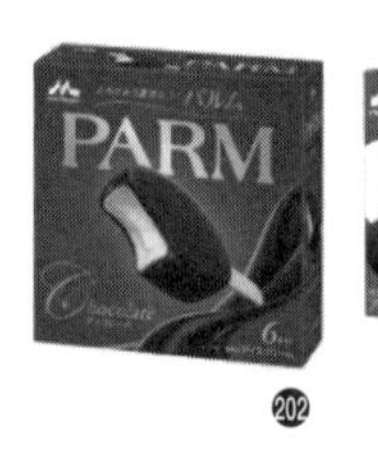

202

203

204

機なので原材料を確認できません。ハズレを買わないために、江崎グリコのホームページで買いたいセブンティーンアイスの原材料を確認してから購入してください。

明治の「エッセル スーパーカップ」205シリーズも人工甘味料不使用です。

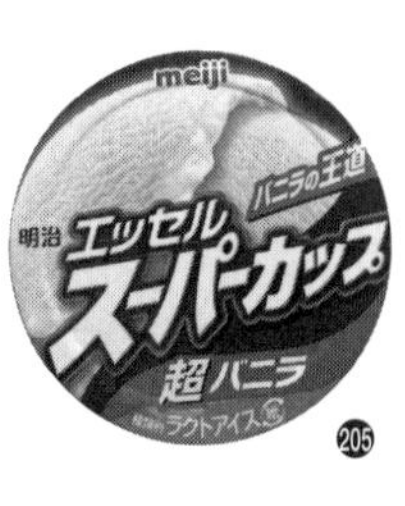

205

氷菓ですが、フタバ食品の「サクレ」を買うなら、オレンジ、白桃、あずき、パインにしてください。レモンは人工甘味料を使用しています。赤城乳業の「ガリガリ君 白いサワー」も人工甘味料使用です。

ハーゲンダッツはすべてまともです。原材料をチェックする必要がありません。好きなものを買ってください。

自然食品店や通販なら、高知県の久保田食品のアイスがおすすめ。こちらも原材料を確認する必要がありません。

【アイス選びの条件】

●「種類別」で「アイスクリーム」を選ぶ

●人工甘味料不使用

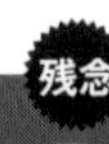

残念

原材料名

乳製品（国内製造、オーストラリア製造）、食物繊維（ポリデキストロース）、はちみつ、還元水あめ、乳等を主要原料とする食品、卵黄パウダー、食塩、バニラビーンズシード／香料、乳化剤、安定剤（増粘多糖類）、調味料（アミノ酸等）、甘味料（スクラロース）、カロチン色素、（一部に卵・乳成分を含む）

良

原材料名

乳製品（国内製造、ニュージーランド製造）、砂糖、水あめ／乳化剤、安定剤（増粘多糖類）、香料、着色料（野菜色素、カロチン、アナトー）

パンと麺

白い食パンはミネラル不足ですし、小麦のグルテンが腸に合わない人もいるので、おすすめできるものはありません。食パンにマーガリンと上白糖で「シュガーマーガリントースト」を楽しむ生活を、どうにかしないといけませんね。

菓子パンや総菜パンも、おすすめできるものはありません。添加物だらけで、糖分過多で、ミネラル不足の菓子パンが多いです。スーパーの焼きたてクロワッサンや、焼きたてワッフルにも人工甘味料が使用されています。困ったものです。

パンを買うにしても、できれば国産小麦がいいです。輸入小麦を使用するパンからは、安全性を疑問視されている除草剤「グリホサート」が検出される可能性が高いからです。

これは、収穫前にグリホサートを散布する「プレハーベスト処理」が海外では認められているからです。パンや麺は国産小麦のものを選びましょう。

例えば、パスコ「国産小麦のくるみロール」や「国産小麦の全粒粉入りロール」206はいかがでしょう？　ミネラルも摂れるし、国産小麦です。どうしても白い食パンを食べたいなら、セブンプレミアム「北海道産小麦の金の生食パン」207はいかがですか？　セブン-イレブンで買えるし、無添加で、国産小麦で、マーガリンではなくバターを使用しています。

小麦が腸に合わない人には、米粉パンがおすすめです。ただし、すべての米粉パンが小麦不使用（グルテンフリー）ではありません。米粉パンなのに、小麦グルテンを含むものがあります。小麦を避けたくて米粉パンを買ったのにグルテンが入っていたら意味がないですよね。原材料表示をよく確認して買ってください。

うどんやそうめんは、国産小麦使用の無添加のものを買いましょう。乾麺なら、そんなに苦労せず買えるはずです。探すのに苦労するのは、国産小麦の中華麺でしょう。もし国産小麦を見つ

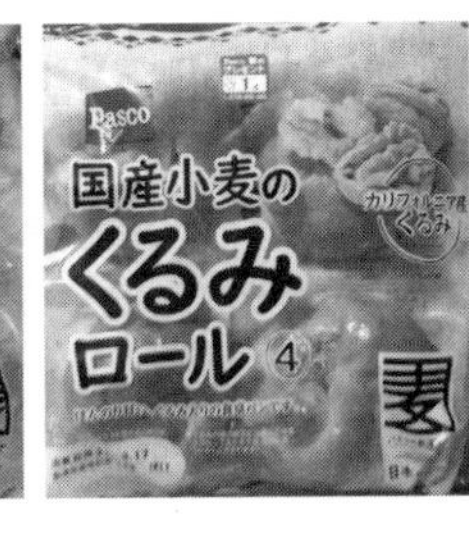

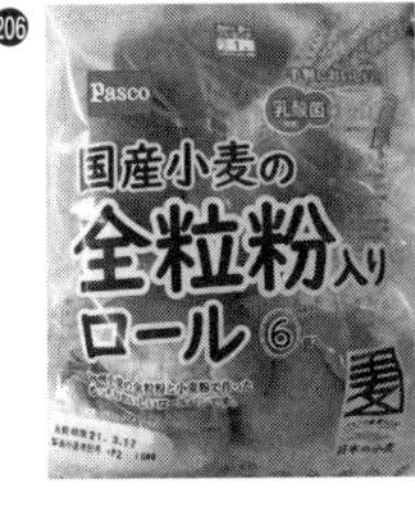

206

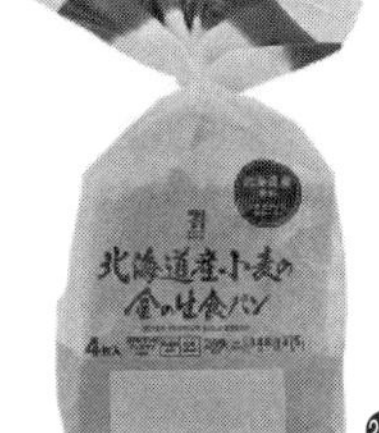

207

けたとしても、添加物として「かんすい」を使用しています。ミネラル不足の原因となる重合リン酸塩を含む可能性があるわけです。ラーメンや焼きそばを食べるときは、煮干しやゴマなどでミネラルを補うことに専念して、添加物や小麦の産地は、あきらめたほうがいいかもしれません（笑）。

あきらめたくない人は、小林生麺「グルテンフリー無添加ラーメン」がおすすめ。無添加で、米粉、馬鈴薯でん粉、とうもろこし粉末、食酢でできています。もしくは、自然芋そば「三種の雑穀めん」208がおすすめ。小麦も食塩も不使用、無添加で、あわ、ひえ、きび、タピオカでん粉だけでできています。

パスタなら、カナダのティンクヤーダ社の玄米パスタ209はいかがでしょう？　無添加で、玄米だけでできています。味も違和感がないですよ。

袋入りインスタントラーメンやカップラーメンをよく食べる人は、できれば自然食品店で「創健社」や「オーサワジャパン」や「桜井食品」などを買っていただきたいですが、サッポロ一番「みそラーメン」や、日清「カップヌードル」を食べるときは、必ず煮干し粉末をふりかけて食べればいいことにしましょう。

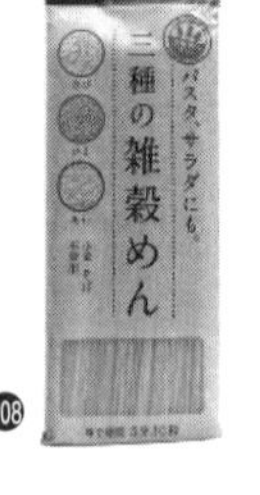

208

209

【パン・麺選びの条件】
●体に合ったものを選ぶ
●添加物が少ないもの

例：食パン

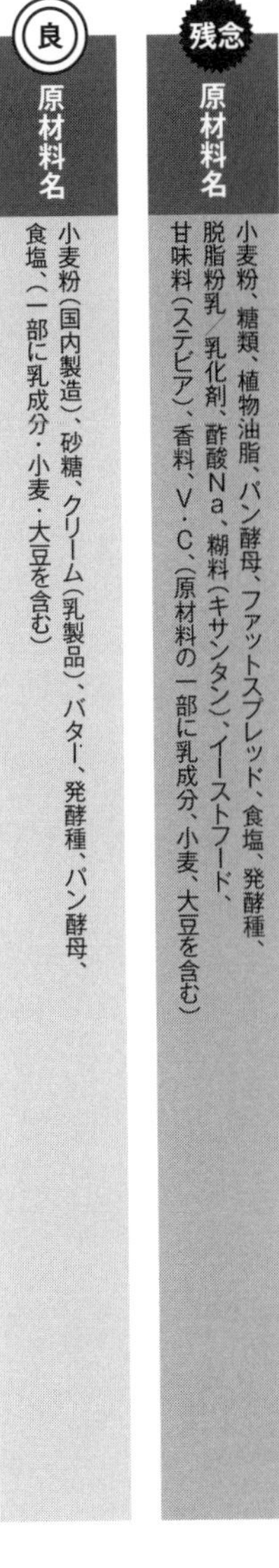

例：麺

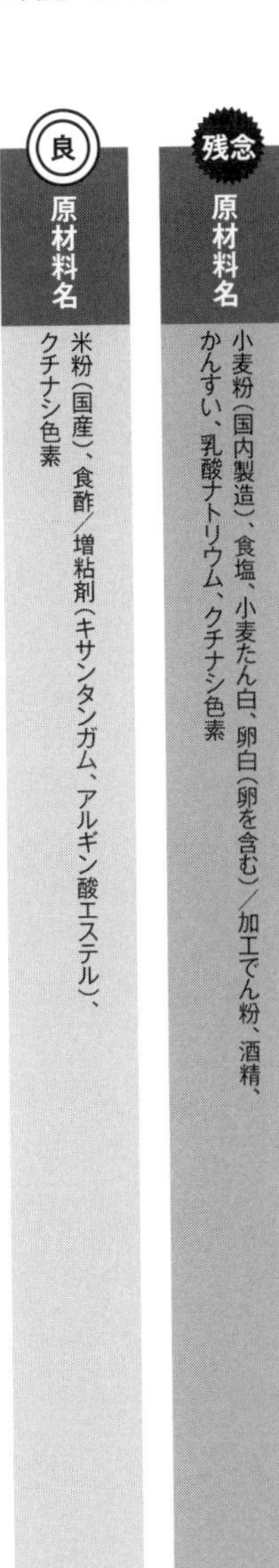

加工食品

牛乳・ヨーグルト

通販であれば、かなり自然な牛乳が買えます。例えば岩手県の中洞牧場では、草食の牛をちゃんと草で育て、繁殖も自然交配・自然分娩・母乳哺育。365日24時間の昼夜自然放牧。その牛乳はノンホモ低温殺菌という素晴らしいものです。しかし、スーパーではこのような牛乳は買えないので、まずは低温殺菌牛乳を探してみてはいかがでしょうか？

牛乳の殺菌方法は、その温度と時間により「超高温殺菌」「高温殺菌」「低温殺菌」の3種類に大別されます。**現在、日本の市販牛乳の9割以上は、超高温殺菌と呼ばれる120℃~130℃で短時間2~3秒間で殺菌処理された牛乳です。これは大量生産に向いている殺菌方法なのですが、たんぱく質が高温による熱変性を起こすのが難点です。**また、生乳の風味が損なわれています。欧米で超高温殺菌牛乳といえば、滅菌パックの容器に入れると常温で保存できるため、非常用牛乳やペット用としての位置付けにあります。しかし日本では冷やされて普通に販売されているのが現状です。

高温殺菌は72℃~75℃で15秒間での加熱、低温殺菌は63℃で30分間加熱します。これらは「パスチャライズド牛乳」とも呼ばれ、腸にやさしいのが特徴です。**殺菌時の熱によるたんぱく質変性が少ないため、牛乳のたんぱく質が胃の中に入ると、胃酸や酵素ペプシンによりヨーグルトのように固まります。その固まりが少しずつ溶けながら腸に向かい、ゆるやかに消化吸収されます。**一方、超高温殺菌牛乳は、殺菌時の超高温によりたんぱく質が熱凝固しており、さらにホモジナイズで細分化されているため、胃で十分に固まらずそのまま腸に流れてしまいます。腸内のpHが変動して腸内環境が悪化する可能性があります。家でモッツアレラチーズを作るときに、わざわざ低温殺菌牛乳を使うのは、超高温殺菌牛乳だとチーズが固まりにくいからです。

ホモジナイズとは、生乳に含まれる脂肪球を小さくする工程で、ホモジナイズしていない牛乳をノンホモといいます。より生乳に近い風味が楽しめる牛乳です。低温殺菌で、なおかつノンホモ牛乳であれば、さらにおすすめです210。低温殺菌牛乳の欠点は、価格が高いことと消費期限が短いこと。しかし、牛乳好きで、腸の状態がよくない人は、牛乳をあきらめる前に、まずは低温殺菌牛乳に切り替えてみてください。

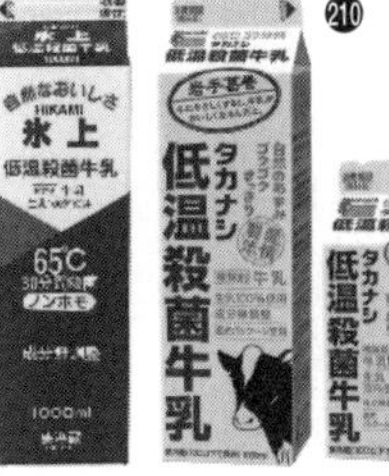
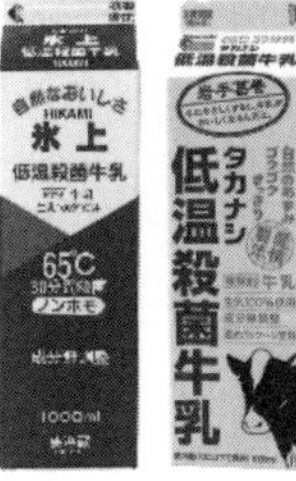

ところで「コーヒー牛乳」という名称を見かけなくなったと思いませんか？　実は２００３年に決められた「飲用乳の表示に関する公正競争規約」の改訂により使えなくなった言葉なのです。「牛乳」という言葉自体が１００％生乳の商品にしか使えなくなったため、コーヒー牛乳という商品名は消えました。現在は「明治コーヒー」「森永カフェオレ」「ドトールカフェラテ」などの商品名になっています。

ヨーグルトでおすすめは、無糖のプレーンです。できれば生乳１００％がいいです。生乳１００％ではない無糖のプレーンの場合、原材料表示の「乳製品」が気になると思いますが、ここに何か添加物が隠れていることはありません。ヨーグルトに使われる乳製品とは、脱脂粉乳や全粉乳や乳脂肪のことです。乳酸菌の健康効果が魅力的なプロバイオティクスヨーグルトは、原材料表示をよく見て、糖類や添加物が少ないものを選んでください。

乳成分を避けたい人、もしくは植物由来の乳酸菌をとりたい人は、無添加の豆乳ヨーグルト[211]がいいでしょう。特に国産大豆の豆乳を使用したものがおすすめです。

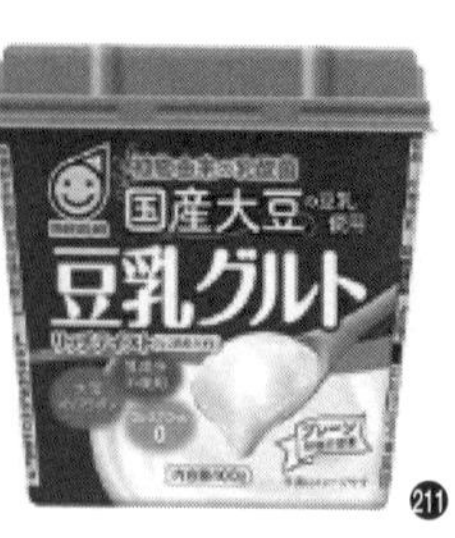

211

【牛乳・ヨーグルト選び条件】

- 低温殺菌処理のもの
- ノンホモ
- 生乳100％

例：牛乳

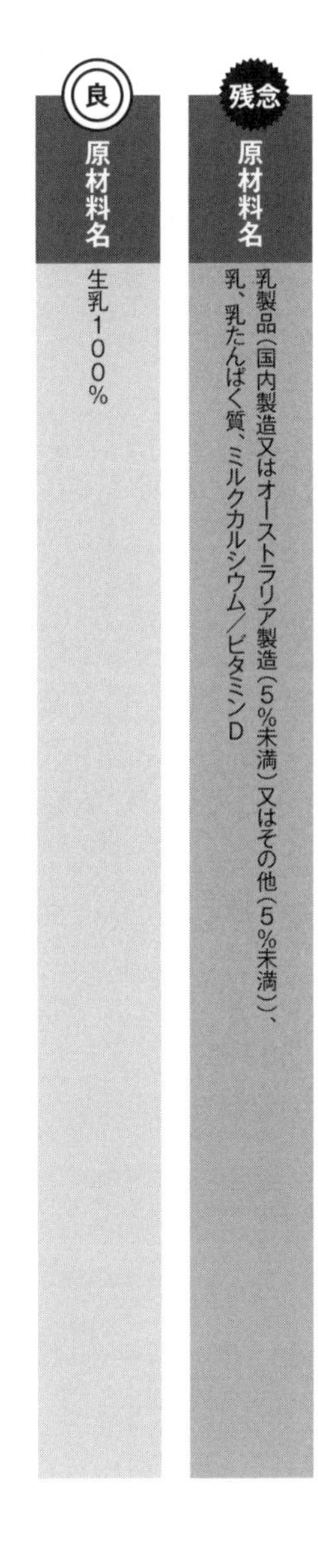

例：ヨーグルト

残念	
原材料名	乳製品（国内製造）、乳たんぱく質、寒天／香料、甘味料（スクラロース）

良	
原材料名	生乳（国内）

チーズ

チーズ選びでもっとも重要なことは、「チーズ」を買うことです（笑）。チーズに見えるけど、名称が「乳等を主要原料とする食品」だったりします。これらは添加物が多いですし、間違えないようにしてください。

チーズの原材料を確認して、「乳化剤」と書いてあるものは避けましょう。チーズの乳化剤だけは重合リン酸塩を含む可能性があります。チーズ以外の加工食品に「乳化剤」と書いてあっても、重合リン酸塩は隠れていません。スライスチーズ、6Pチーズ、ベビーチーズなどに乳化剤が入っているので、ご注意ください。

やはり種類別が「プロセスチーズ」よりは「ナチュラルチーズ」のほうが添加物は少ないです。

ピザ用チーズなどに「セルロース」と書いてある商品がありますが、これは食物繊維の一種で、チーズがくっつかないように配合されています。セルロースは仕方ないかなと思います。セルロースもダメだとなると、スーパーで買えるチーズがなくなります。

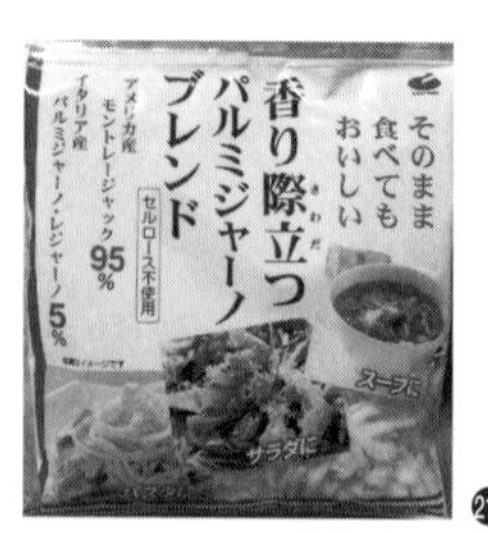

212

213

ちなみに、セルロース不使用のピザ用チーズもあります。東京デーリー「香り際立つパルミジャーノブレンド」212は、パウダー状のパルミジャーノ・レッジャーノがチーズ同士の結着を防いでいるため、セルロース不使用です。よつ葉「北海道十勝 3種のチーズ贅沢モッツァレラブレンド」213もセルロース不使用でおすすめです。

おつまみチーズならカマンベールチーズが優秀です。ナチュラルチーズで、原材料は生乳と食塩だけ。粉チーズも、原材料が生乳と食塩だけのものを選びましょう。

チーズ選びの条件
- **「名称」が「チーズ」であること**
- **乳化剤の入っていないもの**

	原材料名
残念	ナチュラルチーズ（外国製造）、プロセスチーズ、寒天、たん白加水分解物、デキストリン／乳化剤、加工デンプン、香料、調味料（アミノ酸）
良	ナチュラルチーズ（生乳、食塩）

バター

バターは簡単、バター[214]を選ぶだけです（笑）。バターによく似たマーガリンはおすすめしません。例えば、雪印「バターのようなマーガリン」、ネオソフト「コクのあるバター風味」、ラーマ「バター好きのためのマーガリン」などです。そんなにバターが好きならバターを買えよ！と思います（笑）

「バターフレーバーオイル」が人気ですが、これはバターの香りをつけた「なたね油」ですので、おすすめしません。

明治「チューブでバター1／3」も人気ですが、これは2／3が「コーン油」なので、おすすめしません。

【バター選びの条件】

- **「名称」はバターを選ぶ**

214

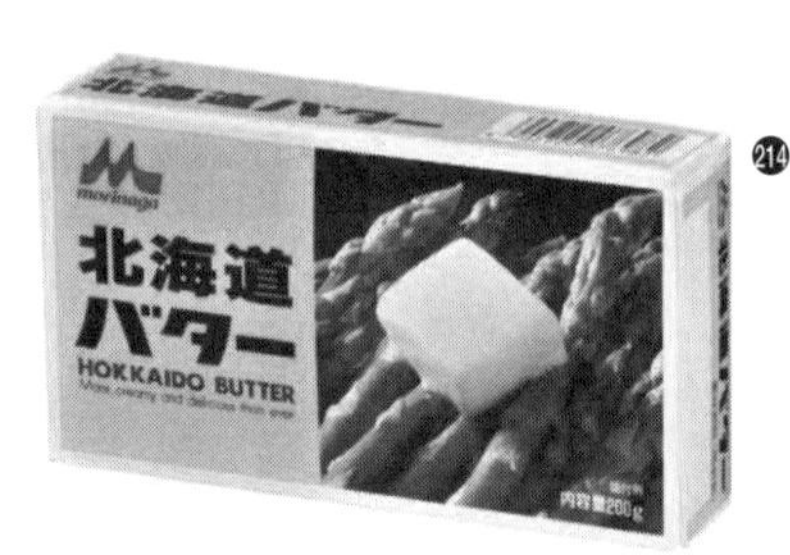

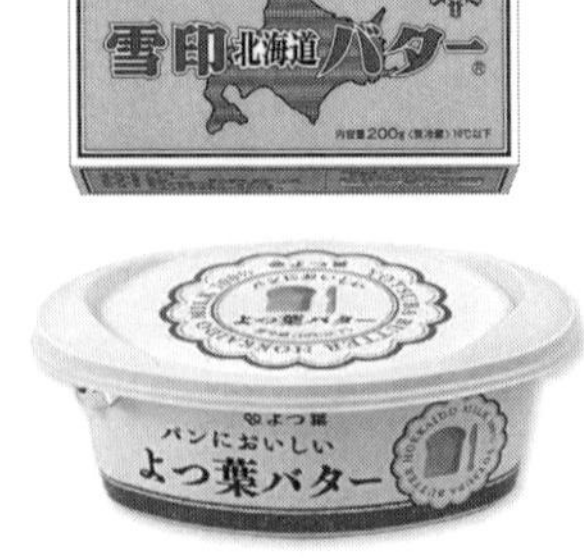

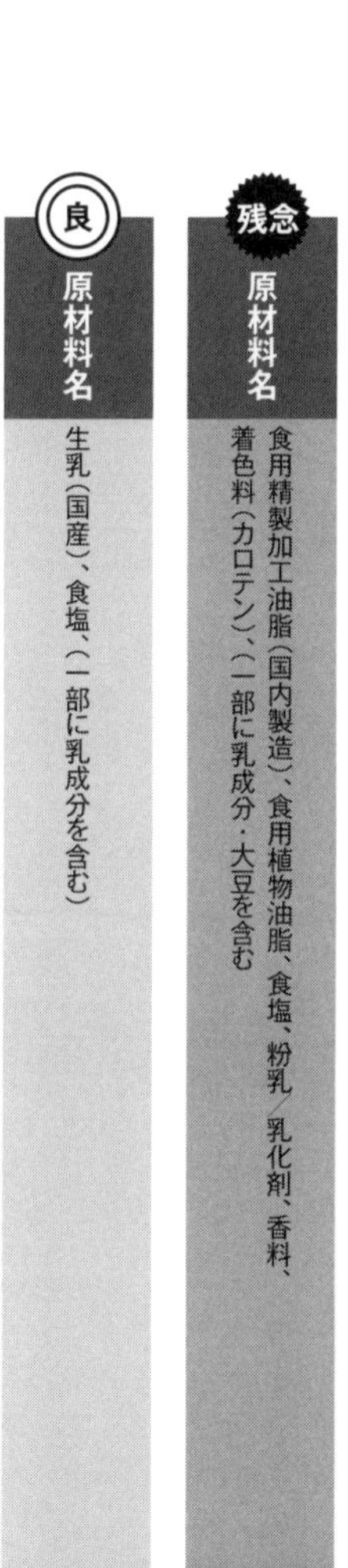

生クリーム

生クリームは「純生クリーム」215と書いてあるものを買ってください。種類別「クリーム」で、メタリン酸ナトリウムなどの添加物は入っていません。これが本物です。

商品名が「フレッシュ」「ホイップ」「純乳脂」だったら要注意。これらは純生クリームではなく、「乳等を主要原料とする食品」の可能性があります。原材料表示をチェックしてください。おそらくメタリン酸ナトリウムなどの添加物が使用されているはず。おすすめしません。

215

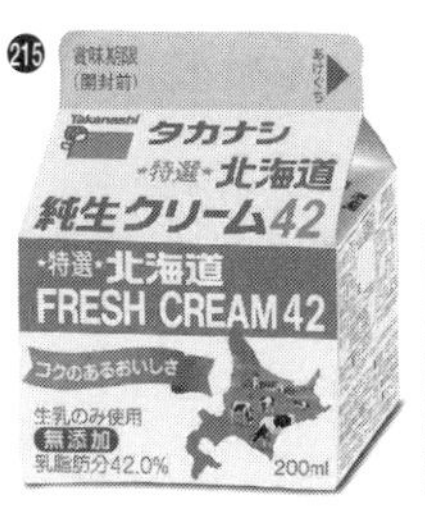

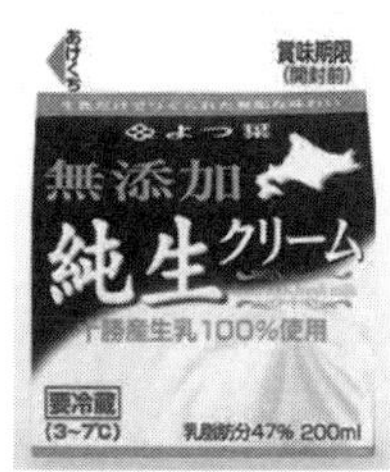

ちなみに、ニセ物を使ったほうが、簡単で使いやすく、なめらかなホイップが作れます。本物の純生クリームは、なめらかなホイップを作るのがとても難しいです。

【生クリーム選びの条件】

●「種類別」は「クリーム」のものを選ぶ

残念

原材料名 植物油脂（国内製造）、乳製品／乳化剤、メタリン酸Ｎａ、安定剤（タマリンド）、香料、カロチン色素、（一部に乳成分・大豆を含む）

良

原材料名 クリーム（国内製造）、生乳

★スーパーの選び方「指標食品でチェック」

私が全国各地の初めて行くスーパーで、「添加物の少ない食品が買えるスーパーかどうか？」を見極めるチェック項目があるのでご紹介します。

これをスーパーの指標食品と呼んでいます。これらが買えれば「いいスーパー」です。

1. 国産レモン、もしくは防カビ剤不使用レモン
2. 低温殺菌牛乳
3. 純生クリーム
4. 無着色のたらこ、辛子明太子
5. 無添加のキムチ

まずこの5項目をチェックして、もし4項目以上が合格していれば、

6. 平飼い卵
7. 有機バナナ
8. 無添加もしくは乳化剤不使用のクリームチーズ
9. 伝統的製法の本みりん
10. 無添加ポテトチップス

これらもチェックしてください。できるだけ合格項目が多い「いいスーパー」で買い物しましょう。合格項目が少ないスーパーは、価格で勝負しているスーパーですね。それだって

戦略の一つで否定しませんが、私はあまり行かないです。
以前は指標食品の項目に「無塩せきハム・ソーセージ」が入っていたのですが、日本ハム「アンティエ」という無塩せきソーセージが、どのスーパーでも買えるようになったため、項目から外しています。日本ハム、頑張りましたね。

ハム・ソーセージ

ハム・ソーセージの添加物では「リン酸塩」と発色剤「亜硝酸ナトリウム」に注意してください。リン酸塩は粒マスタードやケチャップなどをつけてミネラル豊富にして食べれば問題ないし、発色剤は「無塩せき」と書かれた商品を買えば亜硝酸ナトリウム不使用です。

スーパーでよく見る無塩せきは、信州ハム「グリーンマーク」216シリーズ、日本ハム「森の薫り」217シリーズ、日本ハム「アンティエ」218シリーズなどです。スーパーではこれらを買えばいいのですが、無塩せきであってもリン酸塩やたん白加水分解物は

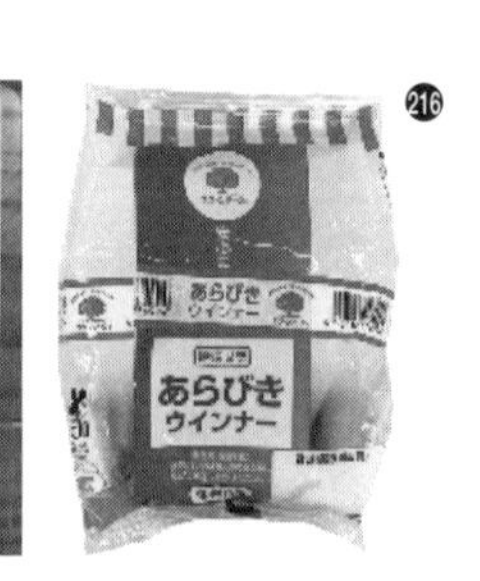

入っていることが多いので、できれば無添加を買いたいですね。スーパーだと、薫製倶楽部「倉敷花桜ハム」のソーセージやベーコンが無添加でおすすめ。私もよく買います。

通販や自然食品店では、無添加のハム・ソーセージは「冷凍」で販売されています。たくさんのメーカーが無添加を製造していますので、探してみてください。

一つだけ注意点があります。亜硝酸ナトリウム不使用（無塩せき、無添加）のハム・ソーセージは、ボツリヌス対策のため、念のため加熱して食べるようにしましょう（P116参照）。

【ハム・ソーセージ選びの条件】

- 「リン酸塩」不使用のもの
- 「亜硝酸ナトリウム」不使用のもの（無塩せきのもの）
- 「たん白加水分解物」もできれば避ける

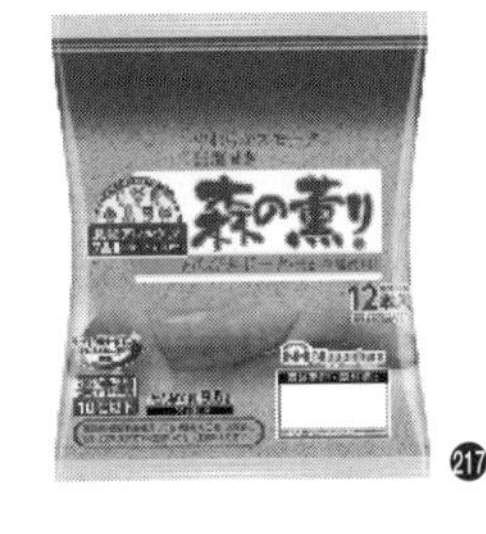

217

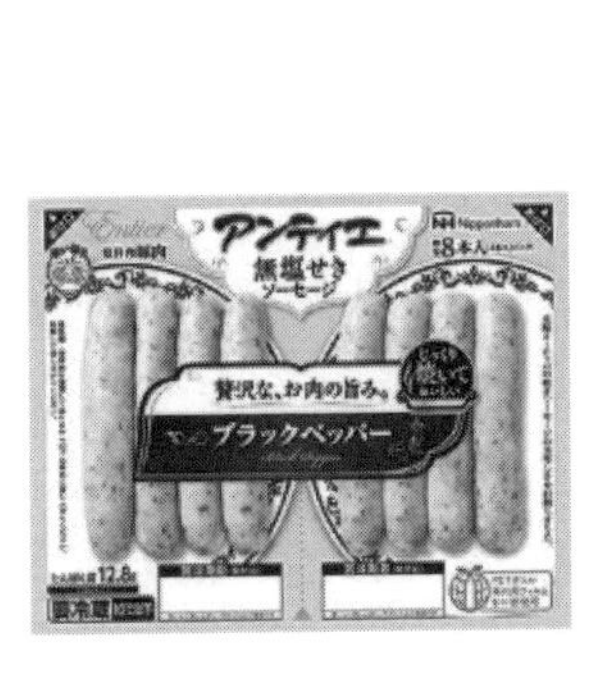

218

例：ロースハム

原材料名	豚ロース肉（輸入又は国産（5％未満））、卵たん白、植物性たん白、難消化性デキストリン、食塩、ポークエキス調味料、乳たん白／調味料（無機塩等）、増粘多糖類、リン酸塩（Ｎａ）、酸化防止剤（ビタミンＣ）、クチナシ色素、発色剤（亜硝酸Ｎａ）、甘味料（スクラロース、アセスルファムＫ）、香辛料抽出物、（一部に卵・乳成分・大豆・豚肉を含む）

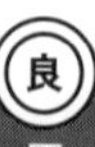

原材料名	豚ロース肉（輸入）、食塩、還元水あめ、水あめ／調味料（有機酸等）、リン酸塩（Ｎａ）、（一部に豚肉を含む）

例：ソーセージ

残念

原材料名	豚肉（輸入又は国産（5％未満））、豚脂肪、糖類（水あめ、砂糖）、食塩、香辛料／調味料（アミノ酸等）、リン酸塩（Ｎａ）、酸化防止剤（ビタミンＣ）、ｐＨ調整剤、発色剤（亜硝酸Ｎａ）、（一部に豚肉を含む）

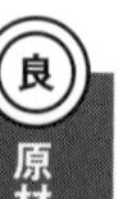

原材料名	豚肉（輸入、国産）、豚脂肪、糖類（水あめ、砂糖、ぶどう糖）、食塩、加工酢、香辛料、ポークエキス、豚コラーゲン／リン酸塩（Ｎａ）、香辛料抽出物、（一部に豚肉を含む）

たらこ・明太子

スーパーでたらこや明太子を買うときは、無着色を買うのがいいと思います。本当は、発色剤（亜硝酸ナトリウム）も使用していないものを買いたいところですが、まず買えません。ごく一部のスーパー、生協の宅配、通販でないと、無添加のたらこ、無添加の明太子は買えないのです。

「うちの近所のスーパーには、その無着色ですら置いてないのよ」という場合は、コンビニへ行ってみてください。コンビニのたらこや明太子219は、たいてい無着色、もしくは合成着色料不使用のはずです。

セブン-イレブンの「明太子おにぎり」は、紅麹色素を使っているものの、亜硝酸ナトリウムは不使用です。おにぎりに、合成着色料や亜硝酸ナトリウムを使わないという自主基準を決めているようです。すばらしい。

【たらこ・明太子選びの条件】

●無着色のもの

219

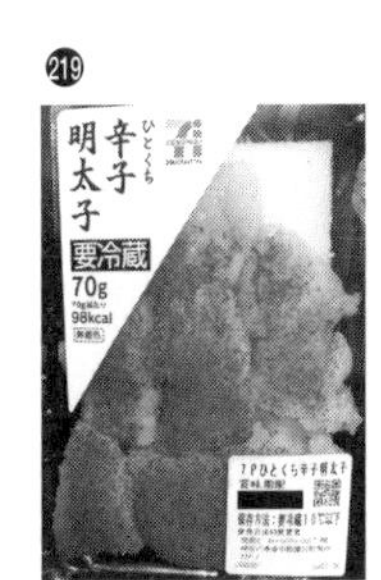

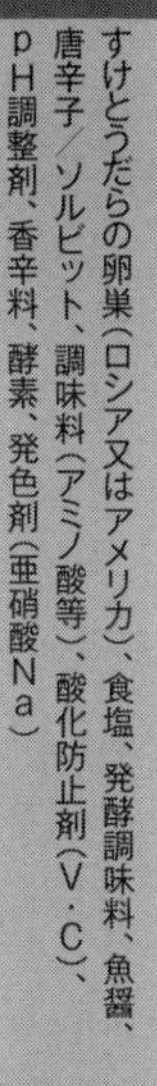

残念　原材料名
すけとうだらの卵巣（ロシア又はアメリカ）、食塩、発酵調味料、魚醤、唐辛子／ソルビット、調味料（アミノ酸等）、酸化防止剤（V・C）、pH調整剤、香辛料、酵素、発色剤（亜硝酸Na）

良　原材料名
すけとうだらの卵巣（北海道）、食塩、本みりん、オリゴ糖、清酒、酵母エキス、唐辛子、かつお節エキス、醸造酢

練り製品

かまぼこ、ちくわ、さつまあげ、はんぺん、魚肉ソーセージなど、魚肉練り製品を選ぶときは、うま味調味料の「調味料（アミノ酸）」や、保存料「ソルビン酸」「ソルビン酸K」を使っていないものがおすすめです。

冷凍耐性を高める「ソルビトール（ソルビット）」もよく使用されますが、これは特に気にしなくていいと思いますし、魚肉ソーセージの酸化防止剤「エリソルビン酸Na」も、そんなに気にしなくていいです。これらは保存料の「ソルビン酸」に名称が似ているので注意してください。

かまぼこを白く見せるための乳化剤（ショ糖脂肪酸エステル）や、鮮度の持ちが悪い原料の保存性を向上させるpH調整剤（フマル酸）についても、特に避けなくていいですが、できれば不使用のほうがいいです。

紅白のかまぼこやカニカマを買うときは、着色料に注意してください。赤色色素で避けたほうがいいのは、タール色素と呼ばれる赤3、赤102、赤106などです。いわゆる合成着色料ですね。**天然色素（天然着色料）の中では、コチニール色素（カルミン酸色素）やラック色素よりも、紅麹色素、トマト色素、パプリカ色素などを使った赤色かまぼこが**

おすすめです。

魚肉練り製品でもっとも注意すべき点は、主原料の魚肉すり身に、ミネラル不足の原因となる「重合リン酸塩」が隠れているということだと思います。表示義務がありませんので、原材料表示で判断することができません。ぜひ、ミネラルを補って食べたほうがいいですね。重合リン酸塩は、すべての魚肉練り製品に使用されているとお考えください。

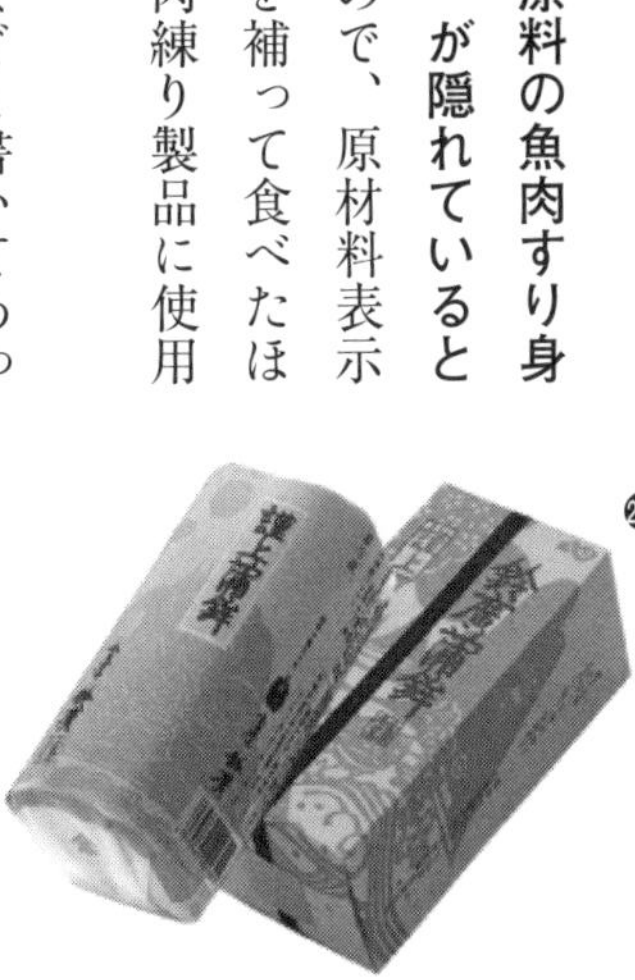

もしも、パッケージに「無リンすり身使用」などと書いてあったら重合リン酸塩不使用ですが、一般的なスーパーでは買うことは難しいのが現状です。自然食品店や、生協の宅配などでは「無リン」の製品を買うことができます。「別所蒲鉾」「マルト高橋徳治商店」「いちうろこ」「三好蒲鉾」「しのみや蒲鉾」「小林蒲鉾」「カワノすり身店」「吉開のかまぼこ」などが有名です。小田原蒲鉾の大手の「鈴廣かまぼこ」220もリン酸塩不使用で知られています。

【練り製品選びの条件】

●「調味料（アミノ酸）」、保存料の「ソルビン酸」「ソルビン酸K」を使っていないもの

220

●合成着色料にも気をつける
●リン酸塩が隠れている可能性が高いのでミネラルを補いながら食べる

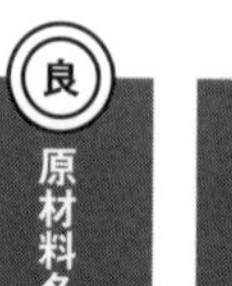

残念

原材料名
魚肉（たら（アメリカ）、ぐち）、卵白、砂糖、食塩、でん粉、魚介エキス、植物性たん白、発酵調味料（清酒粕、食塩）、本みりん、植物油、たん白加水分解物／調味料（アミノ酸等）、加工でん粉、貝Ｃａ、着色料（コチニール）、（一部に卵・大豆を含む）

良

原材料名
魚肉（グチ・タラ）、砂糖、卵白、みりん、食塩

だし・コンソメ

だしパックを選ぶときは、原材料に「アミノ酸」や「エキス」などの表示がないものを選んでください。**人工的なうま味調味料を使っただしは美味しいのですが、美味しさほどミネラルが摂れません。**いわし煮干しが主原料の「いりこ味」と、かつお節が主原料の「かつお味」が選べる場合は、美味しい「かつお味」ではなく、ミネラル豊富な「いりこ味」を選んでください。

だし醤油やめんつゆの選び方も同じです。「アミノ酸」や「エキス」などの表示がないものを選んでください。めんつゆは濃縮タイプよりもストレートのほうが美味しいですね。無添加のストレートを探しましょう。

煮干しを選ぶときは、できるだけ大きなサイズの煮干しを選びましょう。5センチ以下のサイズだとミネラルが溶出しています。大きいサイズの煮干しが使いにくいようであれば、煮干し粉末を利用するのもいいでしょう。また、煮干しのパッケージに「海水で茹でる」と書いてあるものがおすすめです。海水で茹でたものは、真水で茹でたものと比べてミネラルが残っていて味も美味しい。産地だと、伊吹島産や長崎産の煮干しは、海水で茹でているようです。

鶏ガラスープやコンソメは、スーパーで本物を選ぶのが難しいです。無添加と書いてあっても、主原料が食塩やデキストリンで、酵母エキスやたん白加水分解物が

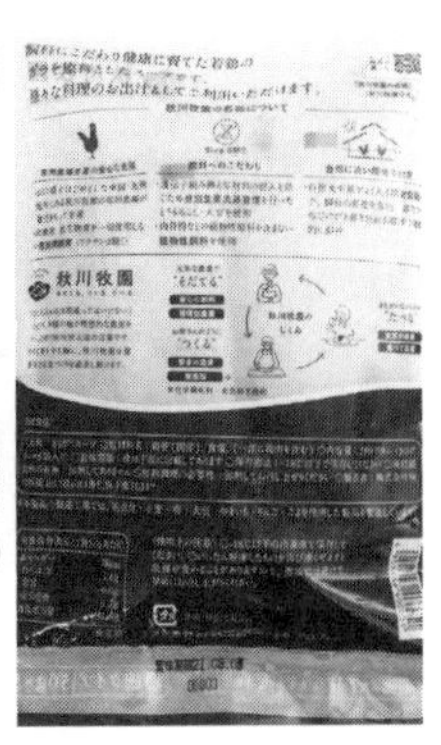

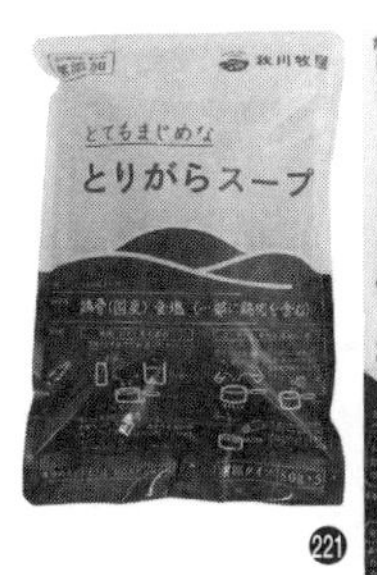

221

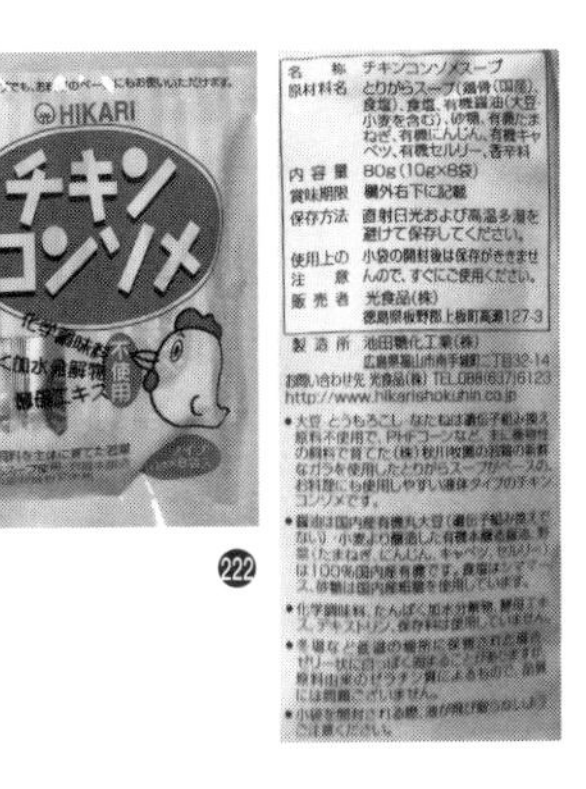

222

入っているものが多いですね。

少しお高いですが、自然食品店の冷凍コーナーで売っている㉑の秋川牧園の「とりがらスープ」や㉒のヒカリ食品の「チキンコンソメ」はおすすめです。化学調味料、たん白加水分解物、酵母エキス不使用と書いてあります。

【だし・コンソメ選びの条件】

●「アミノ酸」や「エキス」の表示のないもの

例：だし

	原材料名	
残念	原材料名	風味原料（かつお節、煮干しエキスパウダー（いわし）、焼きあご、うるめいわし節、昆布）、でん粉分解物、酵母エキス、食塩、粉末醤油、発酵調味料
良	原材料名	いわし煮干（いわし（国産））、さば節（さば（国産））、かつお節（かつお（国産））、乾燥昆布（昆布（国産））

例：チキンコンソメ

	原材料名	
残念	原材料名	乳糖、食塩、鶏肉、食用油脂、チキンエキス、酵母エキス、デキストリン、チキンファット、たまねぎ、しょうゆ、香辛料／調味料（アミノ酸等）、カラメル色素、酸味料、（小麦を原材料の一部に含む）

原材料名　とりがらスープ（鶏骨（国産）、食塩）、食塩、有機醤油（大豆・小麦を含む）、砂糖、有機たまねぎ、有機にんじん、有機キャベツ、有機セルリー、香辛料

中華・合わせ調味料

スーパーで買える合わせ調味料は、味の素のクックドゥ、日本食研、丸美屋などいろいろありますが、消去法でいきましょう。味覚破壊トリオのたん白加水分解物だけは避けて、調味料（アミノ酸）はガマンするとか、ベストを求めず、ベターなものを探しましょう。かつお節エキスや昆布エキスにはたん白加水分解物が隠れていることがあるので、要注意です。気になる添加物が、調味料（アミノ酸）や加工でん粉だけだったら、むしろラッキーだと思ってください。クックドゥの「四川式麻婆豆腐用」223なんかは、丸美屋の麻婆豆腐よりマシだったりします。エスビーの李錦記シリーズ224も、スーパーの合わせ調味料の中ではマシだと思います。

日本で一番売れている鍋つゆは、ミツカン「ごま豆乳鍋つゆ」

223
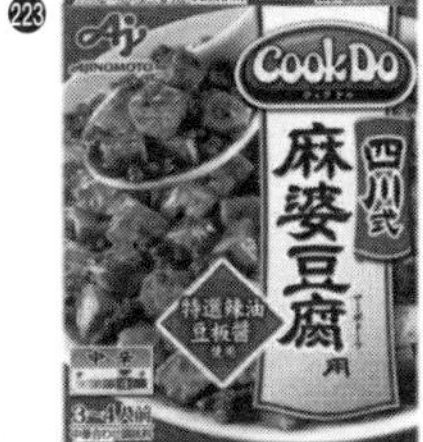

224
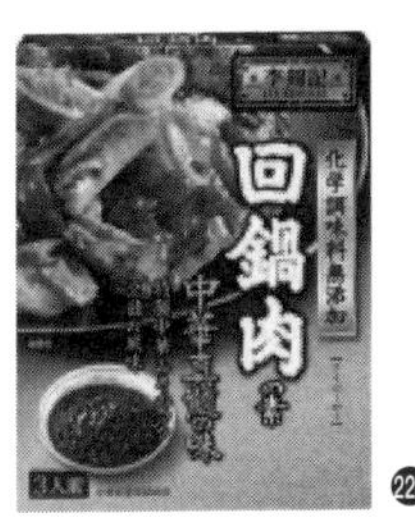

ですが、調味料（アミノ酸）と酵母エキス、さらにアミノ酸液はたん白加水分解物の一種でしょうから、味覚破壊トリオですね。もちろんおすすめできませんが、すりごま、ねりごま、大豆粉末、豆乳がタップリ入っているので、とてもミネラルが摂れます。そういう意味では、あまり批判したくありません（笑）。

おすすめの合わせ調味料は、自然食品店や通販でないと買えないのですが、光食品の「有機麻婆の素」225です。まったく文句なしで、オイスターエキスの中にたん白加水分解物や酵母エキスは隠れていません。そもそも有機認証ですからね。さすが光食品。「有機青椒肉絲の素」や「有機回鍋肉の素」などもあります。

余談ですが、光食品の合わせ調味料は薄味だと感じる人もいます。調味料（アミノ酸）も加工でん粉も入っていませんので。そんなときは、丸三美田実郎商店の「とろみちゃん」226という顆粒片栗粉がおすすめ。うま味を強くするために塩分を足したり、醤油を足したりするのではなく、とろみを足すことで舌にうま味を感じやすくなります。原材料は北海道産馬鈴薯澱粉だけです。私にとって、とろみちゃんは欠かせないアイテムで、かき混ぜながらサッと振り掛けるだけで、ダマにならず、とろみをつけてくれます。

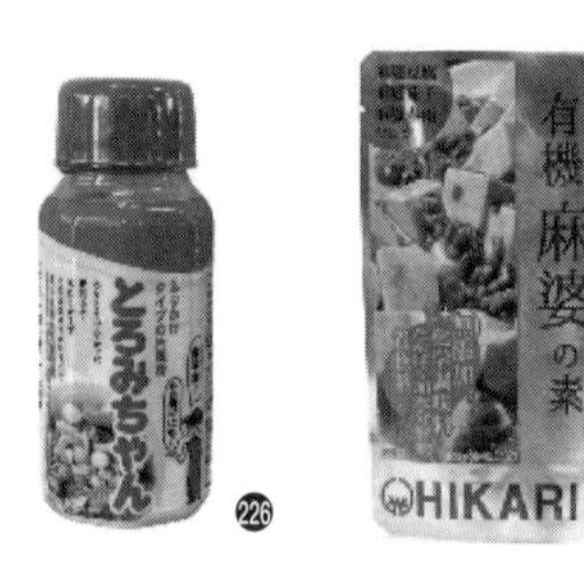

225
226

【合わせ調味料選びの条件】

●ベストではなくベターなものを選ぶ

●たん白加水分解物は避ける

残念

原材料名

[麻婆豆腐の素]鶏肉(国産)、砂糖、醤油、食塩、米酢、豆板醤、ごま油、エキス(チキン・酵母)、大豆油、たん白加水分解物、発酵調味料/調味料(アミノ酸等)、着色料(カラメル、カロチノイド)、(一部に小麦・ごま・大豆・鶏肉・豚肉を含む)[トロミ粉]でん粉、生姜粉末、ねぎ、にんにく粉末

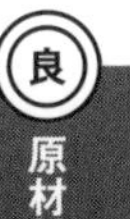

原材料名

有機醤油(有機大豆(国産)、有機小麦(国産)、食塩)、有機米味噌(大豆を含む)、有機ばれいしょでんぷん、有機米醗酵調味料、有機砂糖、有機にんにくピューレー、野菜(有機しょうが、有機たまねぎ)、有機米酢、魚醤(いかを含む)、唐辛子、昆布、オイスターエキス、食塩

カレールウ

日本で一番人気があるのがハウスの「バーモントカレー」227(2021年5月調べ)だそうで、安心しました。「ジャワカレー」「こくまろカレー」「印度カレー」など、ハウスのカレールウの多くに人工甘味料のスクラロースが使用されていますが、バーモントカレー

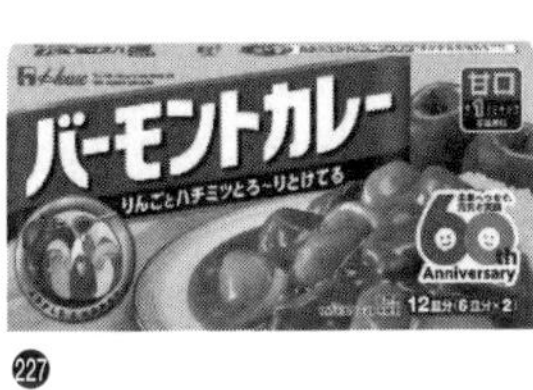

227

には使用されていません。ハウスならバーモントカレーがおすすめです。

エスビーだと、「本挽きカレー」には人工甘味料が入っているので、「とろけるカレー」や「ディナーカレー」228のほうがいいでしょう。「ゴールデンカレー」は人工甘味料不使用ですが、味覚破壊トリオなのでおすすめしません。

本当は、カレールウではなく、エスビーの「カレー粉」229を買うべきですよね。でも作るのが大変です。私はどうしているのかというと、スリランカの「カレーの壺」230というカレーペーストを使っています。無添加で、動物性原材料不使用、小麦粉不使用。慣れればとても美味しくできます。「カレーの壺」ではとろみが足りないので、「とろみちゃん」も使います。

【カレールウ選びの条件】

●人工甘味料不使用のもの

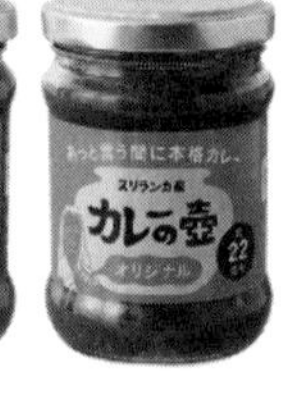

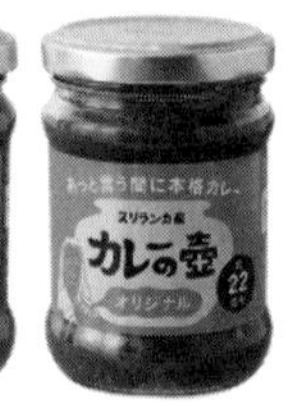

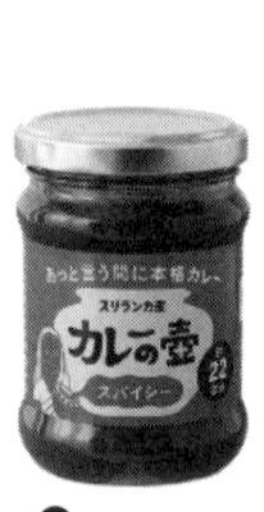

228

229

230

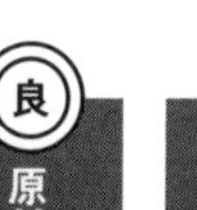

残念

原材料名
食用油脂（牛脂豚脂混合油（国内製造）、パーム油）、小麦粉、でんぷん、食塩、カレーパウダー、砂糖、ソテーカレーペースト、オニオンパウダー、玉ねぎ加工品、ごまペースト、デキストリン、香辛料、脱脂大豆、全粉乳、ガーリックパウダー、たん白加水分解物、酵母エキス加工品、ぶどう糖、ローストガーリックパウダー、チーズ加工品、濃縮生クリーム、香味野菜風味パウダー、酵母エキス、チーズパウダー／調味料（アミノ酸等）カラメル色素、乳化剤、酸味料、香料、甘味料（スクラロース）、香辛料抽出物、（一部に乳成分・小麦・ごま・大豆を含む）

良

原材料名
トマトペースト、醸造酢、レモングラス、食塩、たまねぎ、米、にんにく、しょうが、ココナッツオイル、乾燥ココナッツ、ガランガル、その他香辛料

生鮮食品

卵

「開放型鶏舎」もしくは「平飼い」と書かれた鶏卵を選びましょう。卵のパッケージを見て、安全な飼料を使っていたら、さらにおすすめです。安全な飼料とは、例えば「Ｎｏｎ－ＧＭＯ」と書かれていたら、飼料に使われているトウモロコシや大豆かすは遺伝子組換えではない原料だということを示しています。

また、「ＰＨＦ」はポストハーベストフリーのことで、「ＰＨＦ飼料使用」と書かれていたら、収穫後、防カビ・防虫の目的で農薬を散布していない飼料を使用しているということです。

自然食品店に行けば、有機飼料で平飼いの「オーガニックたまご」が買えたりします。これが買えたらベストです。

スーパーで卵を買っている人は、まずは卵売り場で「開放型鶏舎」や「平飼い」を探してみてください。「光と風が入る鶏舎」といった表現で書かれていることもあります。これらが見つからないときは、飼料の安全性に配慮した「ＰＨＦ」や「Ｎｏｎ－ＧＭＯ」の卵がおすすめです。

これらの卵が見つからなかったら、なんでもいいです。卵を買うことは、菓子パンやカップラーメンを買うより、はるかにマシなのですから。

【卵選びのキーワード】㉛

- 開放型鶏舎
- 平飼い
- ＰＨＦ
- Ｎｏｎ－ＧＭＯ

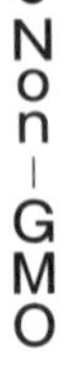

㉛

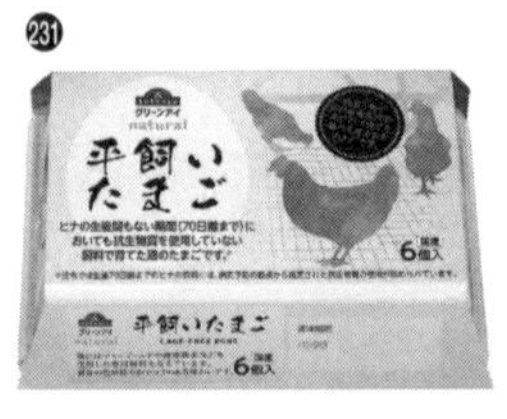

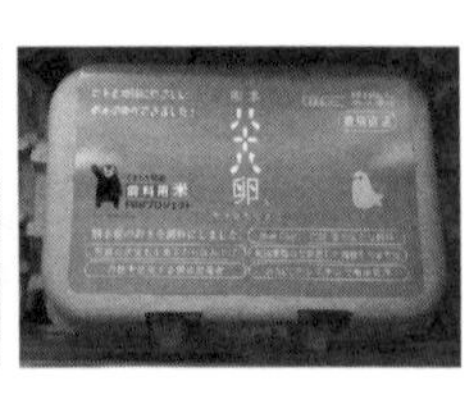

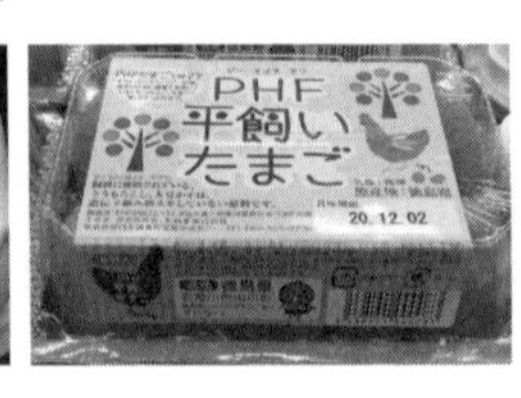

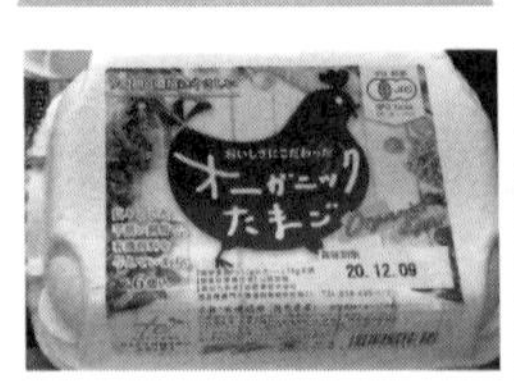

肉

一般的には、黒毛和牛の霜降り肉なんかだと大喜びするのでしょうが、私はうれしくないですね。赤身の美味しい牛肉を食べたときに大喜びします。肉の味が濃くて、余計な脂肪分が少ない肉です。パサパサで肉の味がしない赤身は嫌ですが、同じくらい霜降り肉も嫌です。できればグラスフェッドビーフの赤身肉がいいですね。グラスフェッドビーフとは、日本で多く流通している牛肉とは違い、牧草のみを食べて育った牛肉のことです。赤身の多い肉質や、牛の育てられる良質な環境から、「ヘルシーな牛肉」として知られています。スーパーではなかなか買えないので、通販を利用して買うことが多いです。

スーパーでは、牛肉も豚肉も鶏肉も、抗生物質や合成抗菌剤が不使用のものを選びたいですね。イオンの「タスマニアビーフ」㉜は、残念ながらグラスフェッドビーフではないのですが、飼料に成長ホルモン剤、抗生物質、遺伝子組換え作物、肉骨粉を使っていません。かなりまともです。

グリーンアイ
natural
タスマニアビーフ
TASMANIA BEEF
AUG 74
成長ホルモン剤・抗生物質・
遺伝子組換え飼料を
使用していません。
トップバリュ グリーンアイタスマニアビーフの
詳しい情報はこちらをチェック
https://www.topvalu.net/
greeneye-tasmanianbeefsyosai/

㉜

新潟県雪国牧場で育てた
ナチュラルポーク
グリーンアイ
natural
国産玄米(飼料用)を食べて育ったおいしい豚肉です。
出荷前約60日間、飼料中25%配合
・飼料は遺伝子組換えのものと分別管理※
・抗生物質、合成抗菌剤不使用
Natural PORK

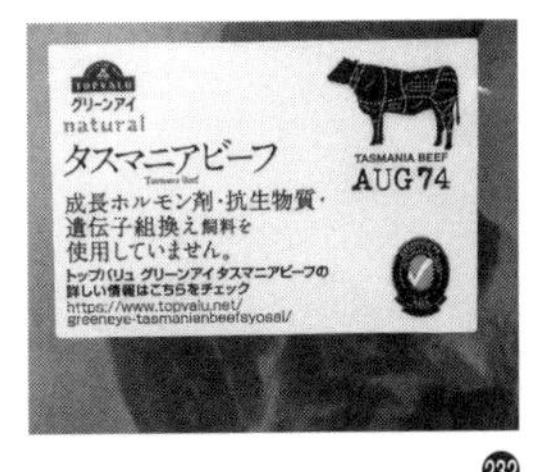

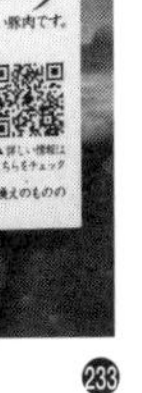

㉝

イオンの「国産ナチュラルポーク」㉝は、遺伝子組換え飼料、抗生物質・合成抗菌剤を使用せず育てた豚肉です。また、遺伝子組換え穀物（トウモロコシ、大豆かす）は不使用です。すごいですね。

イオンの「純輝鶏」㉞は、ひよこから成鳥までの全期間で、抗生物質や合成抗菌剤は一切使いません。おすすめです。

このような、抗生物質や合成抗菌剤が不使用の鶏肉は、全国のスーパーで買えます。売り場の表示をよく見てください。「抗生物質不使用」などと書いてあるはずです。例えば、「健然どり」「南部どり」「菜・彩・鶏」「鶏王」「つくば茜鶏」「長州どり」「神山鶏」「阿波すだち鶏」「骨太有明鶏」「雲仙しまばら鶏」「特別飼育 豊後どり」「薩摩ハーブ悠然どり」「健康咲鶏」「南国元気鶏」などが、抗生物質や合成抗菌剤が不使用の鶏肉です。

【肉選びのキーワード】

- **遺伝子組換え飼料不使用**
- **抗生物質不使用**
- **合成抗菌剤不使用**

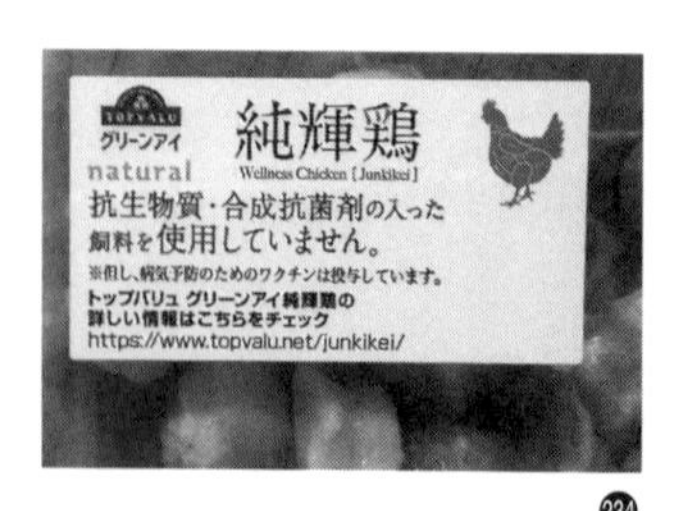

㉞

魚

スーパーでマグロのお刺身を買うときは、もちろん養殖より天然がおすすめですが、もっと重要なポイントがあります。それは、添加物表示をチェックするということです。鮮魚の刺身パックに添加物？と思うかもしれませんが、加工してあるお刺身も多いのです。

お刺身の原材料表示に「植物油脂」「魚油」「pH調整剤」「酸化防止剤」などと書いてあったら、「とろ加工したマグロ」だと思います。おすすめしません。

塩鮭の切り身を買うときも、養殖より天然がおすすめです。ただし、鮮魚なら「養殖」の表記は義務なのですが、塩鮭は加工食品なので、養殖かどうかを表記する義務がありません。実際、養殖なのに養殖の表記がないことも多いです。そこで、鮭の種類で養殖か天然かを判断したほうがいいと思います。「銀鮭」はたいてい養殖ですが、「紅鮭」「白鮭（秋鮭）」は天然です。私は紅鮭の切り身を買うことが多いです。養殖は絶対買わないということではなく、ASC認証の銀鮭[235]を買うこともあります。ASC認

235

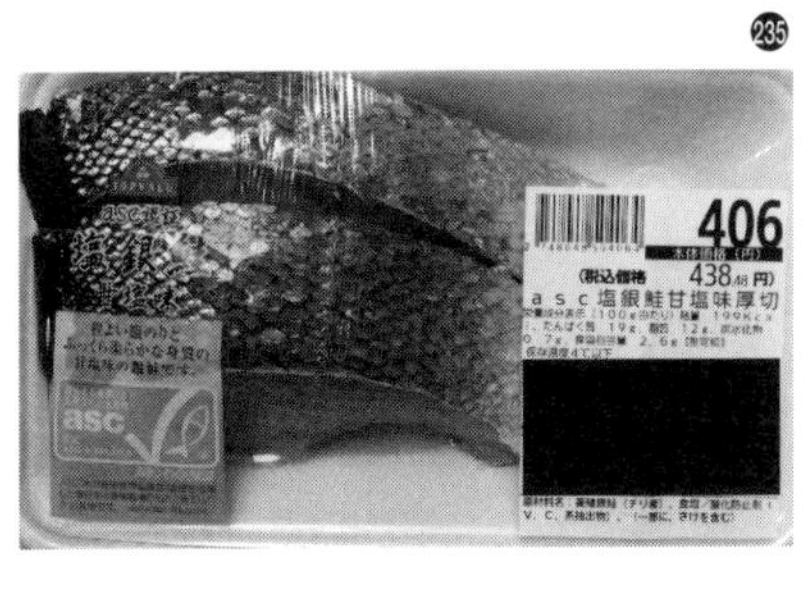

証とは、養殖に関する国際認証制度で、自然環境の汚染や資源の過剰利用の防止、また、労働者や地域住民と誠実な関係を構築している水産物に与えられる認証です。

同様に、紅鮭を買うときも、できるだけMSC認証のものを買うようにしています。天然とはいえ、乱獲された魚は買いたくないからです。MSC認証とは、水産資源や海洋環境に配慮した、持続可能な漁業によって獲られた水産物の認証です。イオンでは「MSC認証 塩紅鮭」が買えます。

コンビニで「鮭のおにぎり」を買うときは、「焼鮭」「塩鮭」だと鮭の種類がわかりません。「紅鮭」「紅しゃけ」と書かれたおにぎりを買いましょう236。

青魚でよく買うのはサンマです。アジ、サバ、マイワシと比べると寿命が短い（約2年）ので、水銀、ダイオキシン、放射性物質の蓄積が少ないです。缶詰も、無添加のサンマの缶詰237がイチオシです。サンマは漁獲量が減って高価な魚になってしまったのが残念ですね。**サンマ、サバ、イワシなど青魚の缶詰は、魚を生**

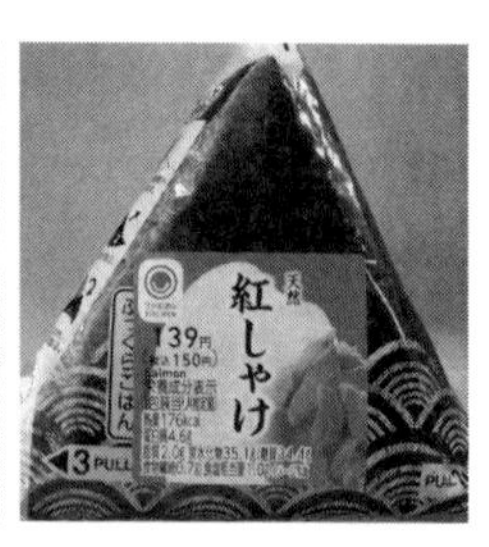

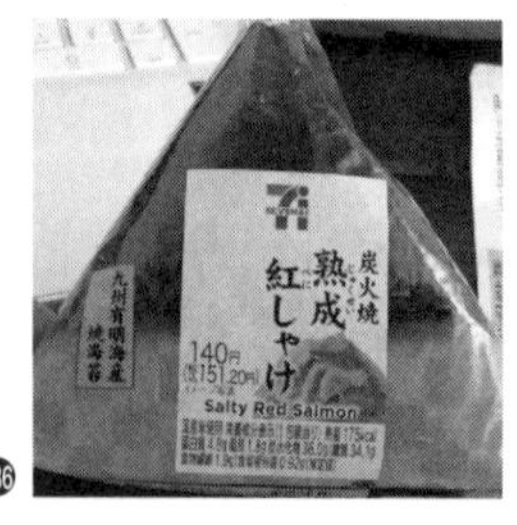

236

237

の状態で缶に入れて加圧加熱殺菌して缶詰にするので、魚のミネラルが抜けていないのが魅力です。また、骨ごと食べられるのでカルシウム補給にもなります。そういう意味で、青魚の缶詰はツナ缶よりおすすめです。

スーパーのパックのむきえび㉓⑧も、添加物表示をチェックしてください。「pH調整剤」「リン酸塩」「調味料（アミノ酸）」「調味料（無機塩）」「亜硫酸塩」などの添加物が、「天然えび」にも使用されているので要注意。また、一般的な輸入の養殖エビは、人工的な飼料や抗生物質を使う集約型養殖なので、排水による水質汚染や、養殖池を作るための環境破壊が問題になっています。養殖のえびなら、抗生物質や合成抗菌剤不使用のASC認証のえび、もしくは、生協などで取り扱っている「エコシュリンプ」がおすすめです。

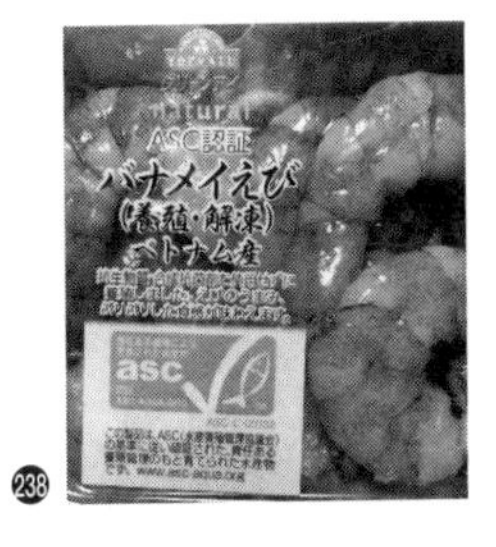

238

【魚選びのキーワード】

- ●抗生物質や合成抗菌剤不使用のＡＳＣ認証
- ●海洋環境に配慮し漁獲されたＭＳＣ認証
- ●放射線の蓄積の少ない寿命が短い魚（サンマなど）を選ぶ

◉おわりに

添加物をとても気にする人と、まったく気にしない人の同居って大変です。食事の嗜好が合わないですよね。とくに嫁と姑の食事が合わないと苦労します。

私は「家族とケンカしてまで避けるべき添加物なんてない」と思っています。たとえばお嫁さんに対して、「こんなお惣菜、子どもに食べさせちゃだめよ。手作りしなさいよ」というういい方だと、そのうち別居になりますね。逆にお義母さんに対して「こんなお菓子食べさせないで！　いつもやめてっていってるじゃない！」だとやっぱりケンカになります。同居しているわけですし、添加物を気にするほうが我慢するしかないのですが、「こっちのお菓子のほうが好きみたいだから、次からはこっちがいいな」といったやさしいいい方ができれば、お互いケンカにならないのではないかと思いまして、この本を書きました。

子どもに添加物を摂らせないようにしていたとしても、小さいうちは食事をコントロールできますが、大学生、社会人になると目が届かないので、どうすることもできません。将来、まったく添加物を気にしない人と結婚するかもしれない。

理想的なのは、コンビニやスーパーで売られている加工食品を無添加だらけにすることです。「原材料表示をまったく見ない人がコンビニでポテトチップスを買ったら無添加だった」という社会にしたいですね。そうすれば目が届かなくても安心です。そのためには、みんなで「添加物が少ないものを買う」という買い支えが必要だと思います。毎日の買い物は投票なので、自分の孫の世代まで残ってほしい商品を買いたいものです。

困ったことに、ほとんどの消費者は「安くて美味しい」が正義だと思っています。私は、少し割高でも、添加物が少ない商品を買い支えたいです。実は大手メーカーも、良心的な無添加商品を開発して販売しています。しかし、ほとんどの商品はいつの間にか消えてしまう。なぜなら、少し高いという理由で売れないからです。みんながほんの少し高くても無添加を買うようになれば、大手メーカーも無添加を継続して販売するようになります。

国が認可した添加物を、多くの人は気にしません。添加物を批判するスタンスは、無視されたり孤立したり対立したりします。「無添加食品を買うのが好きなんです。楽しいんです」というスタンスで、少しずつ自然食品のファンを増やしていくのがいいと思います。そんな自然食品の「推し活」に、この本が役立てば幸いです。

最後にユサブルの松本社長、編集を担当してくれた須田さんには今回の出版に際し、多大なご協力をいただき本当にありがとうございました。

2023年4月　中戸川 貢

中戸川 貢 Mitsugu Nakatogawa
1969年生まれ神奈川県出身。食品機械メーカー、清酒メーカー、お餅メーカー、醤油メーカー勤務を経て、NPO法人食品と暮らしの安全基金で、主に加工食品のミネラル成分や食品添加物「リン酸塩」を調査。独立後は、食品企業の品質管理や販売支援を行う。また、ミネラル不足や添加物について全国各地で講演。一般社団法人ナチュラル&ミネラル食品アドバイザー協会代表理事。加工食品ジャーナリスト。

ワースト添加物
これだけは避けたい人気食品の見分け方

2023年 5 月23日初版第一刷発行
2024年 9 月20日　　第七刷発行

著者　中戸川 貢
編集　須田とも子
発行人　松本卓也
発行所　株式会社ユサブル
〒103-0014　東京都中央区日本橋蛎殻町2-13-5　美濃友ビル3F
電話：03（3527）3669
ユサブルホームページ：http://yusabul.com/
印刷所　株式会社光邦

ISBN978-4-909249-51-7
定価はカバーに表示してあります。
落丁・乱丁はお手数ですが、当社までお問い合わせください。

ユサブルの好評既刊

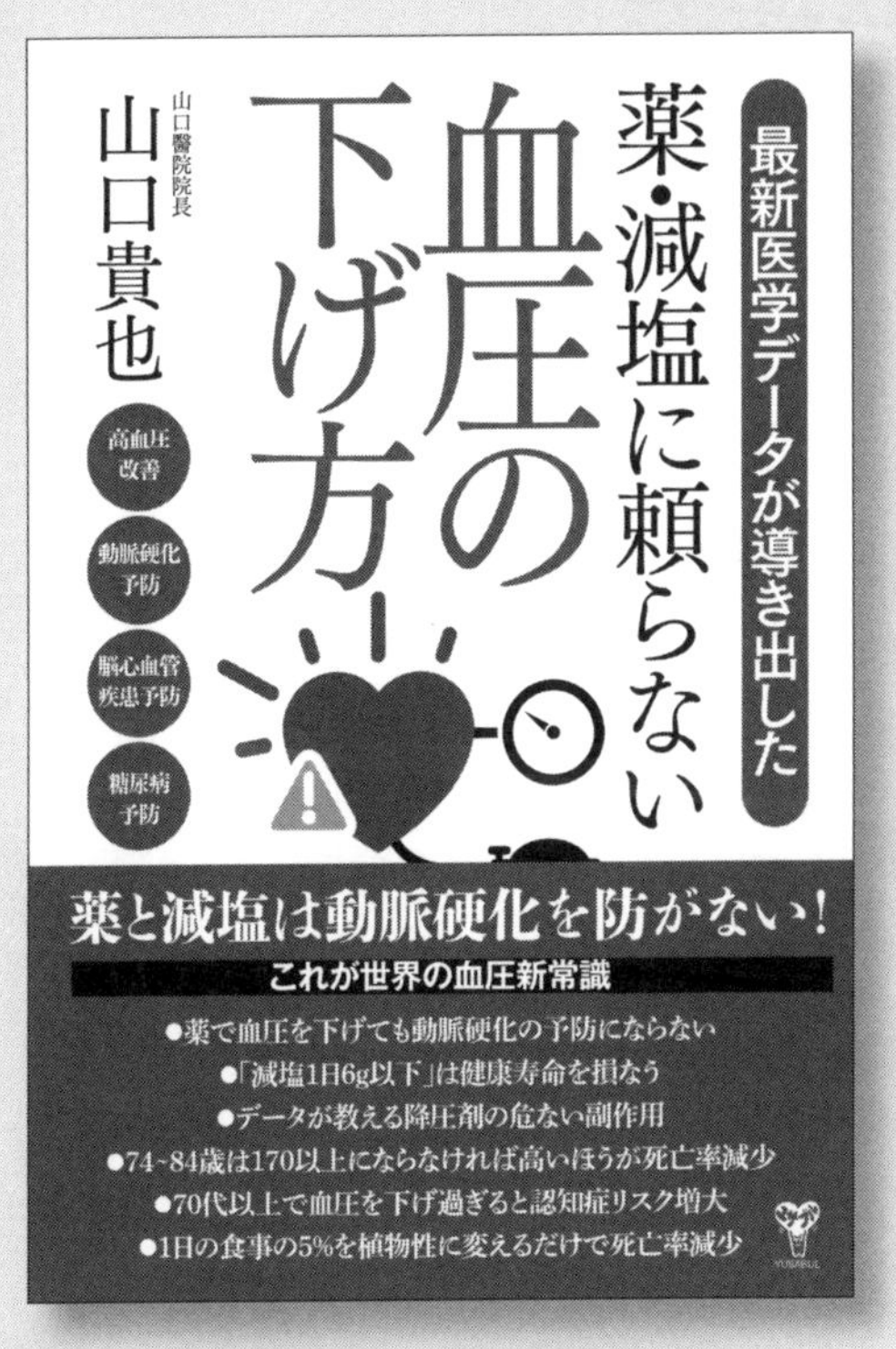

最新医学データが導き出した

薬・減塩に頼らない血圧の下げ方

山口貴也 著

四六判並製　●定価1500円+税　ISBN978-4-909249-50-0

健康診断で上の血圧が140を超えると、指導されるのが「降圧剤」と「減塩」。しかし9割の高血圧には降圧剤の服用と過度な減塩は健康にとってマイナスに働きます。本書はその理由を世界の論文データを基に科学的に説明し、真の改善法を紹介しています。

●ユサブルの好評既刊

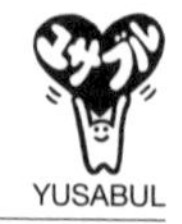

免疫力をととのえる薬膳酵素ごはん
医者が教えるアンチエージングレシピ

内山葉子 著

A5判並製オールカラー　本体1600円+税　ISBN978-4-909249-46-3

スーパーで手に入る食材でおいしく簡単に薬膳ごはん。医者が食材の東洋医学的な意味や季節に必要な食材をお伝えし、誰でも健康維持にもっとも重要な免疫力をととのえる食事がつくれます。身近な食材が組み合わせと調理法によって、最強のアンチエイジング食に。

免疫力が上がるアルカリ性体質になる食べ方
すべての病気の原因は酸性体質にあった!

小峰一雄 著

四六判並製　本体1400円+税　ISBN978-4-909249-45-6

健康な体=アルカリ性（ph7.0以上）はヨーロッパの最新医学界ではもはや常識。カリスマ名医が伝授する、がん・ウィルス・感染症に冒されやすい酸性体質を改善し、病気知らずになる食事術。アルカリ性食品の詳細リスト付き。

血管をよみがえらせる食事
最新医学が証明した心臓病・脳疾患の予防と回復

コールドウェル・B・エセルスティン 著　松田麻美子 監修／翻訳

四六判上製　本体2500円+税　ISBN978-4-909249-35-7

重度の心臓病を患ったクリントン元アメリカ大統領をはじめ、世界のVIPが実践している血管疾患のための食事療法。食事を変えるだけで90%閉塞した血管がよみがえる症例写真が見る人に大きな衝撃を与える1冊です。

改訂増補版
おなかのカビが病気の原因だった
日本人の腸はカビだらけ

内山葉子 著

四六判並製　本体1600円+税　ISBN978-4-909249-59-3

抗生物質&発酵食品の摂りすぎと住宅のカビがつくる健康被害。これらが腸のカビを増やして思わぬ病気、がんの原因に。おなかのカビを減らす方法教えます。